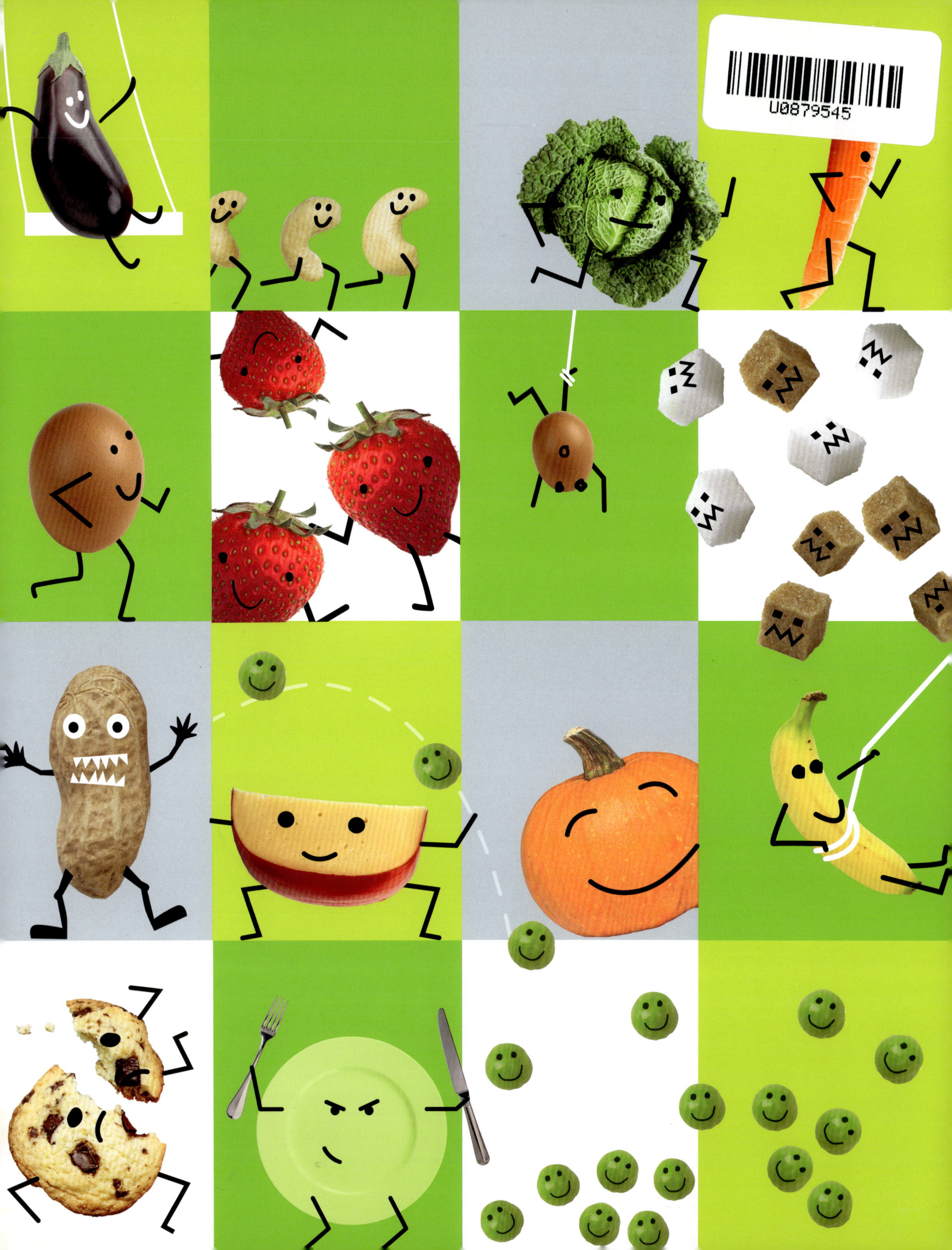

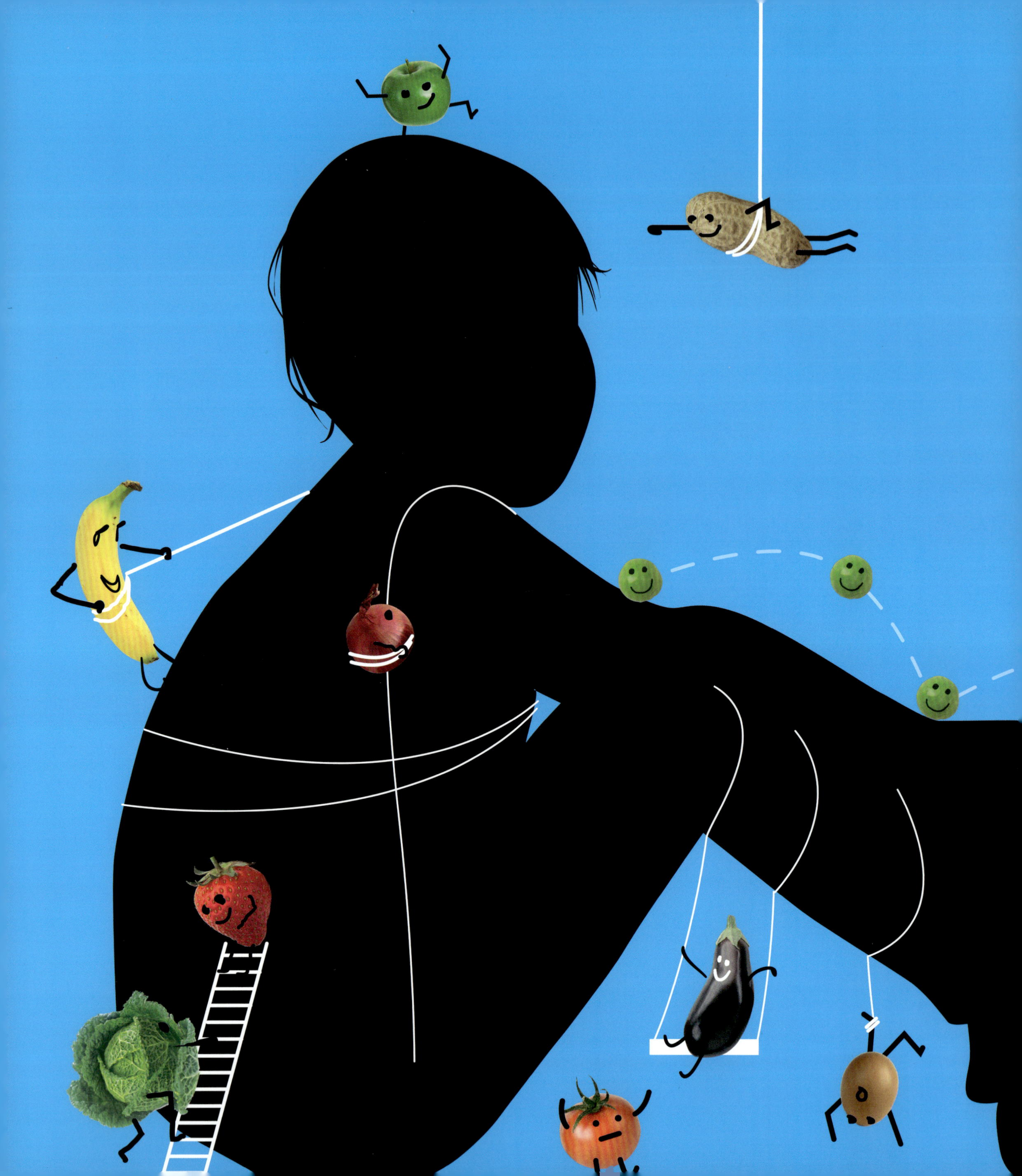

DK 有趣的科学——有趣的营养

越吃越健康

Are you what you eat ?

英国DK出版社 著
文 星 译

一本关于食物的指导手册！

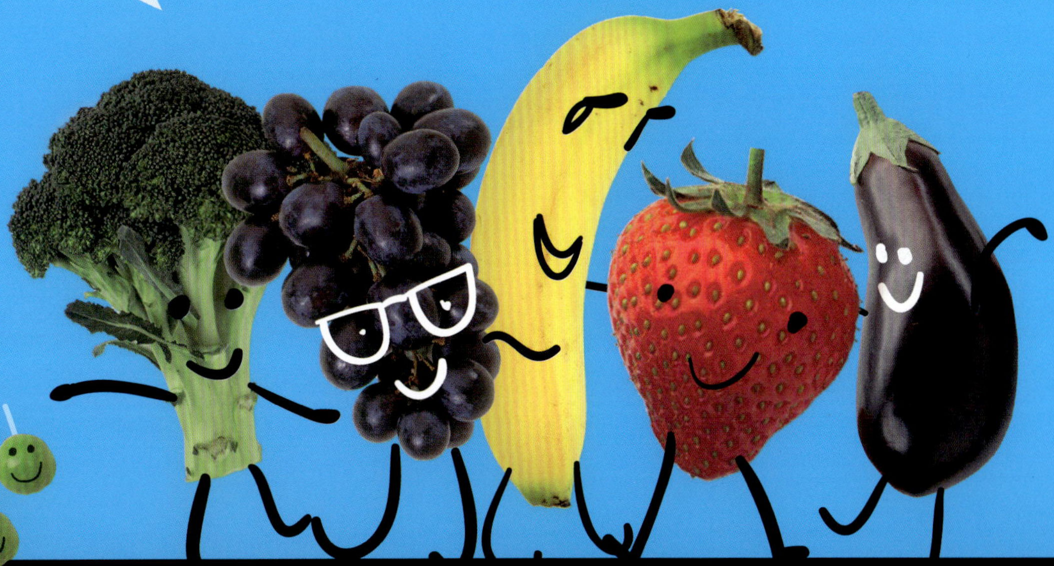

科学普及出版社

Original Title: Are You What You Eat?

A Penguin Random House Company

著作权合同登记号：01-2015-3197

图书在版编目（CIP）数据

有趣的营养：越吃越健康 / 英国DK出版社著；文星译. -- 北京：科学普及出版社，2017.3（2024.10重印）
（有趣的科学）
书名原文：Are You What You Eat?
ISBN 978-7-110-08956-9
Ⅰ. ①有… Ⅱ. ①英… ②文… Ⅲ. ①饮食营养学－青少年读物 Ⅳ. ①R155.1-49
中国版本图书馆CIP数据核字(2016)第294030号

责任编辑　邓　文
封面设计　朱　颖
责任校对　林　华
责任印制　徐　飞

科学普及出版社出版
北京市海淀区中关村南大街16号
邮政编码：100081　电话：010-62173865
传真：010-62173081　http://www.cspbooks.com.cn
中国科学技术出版社有限公司发行
北京华联印刷有限公司印刷

开本：635毫米×965毫米　1/8
印张：12　字数：150千字
2017年3月第1版　2024年10月第9次印刷
ISBN 978-7-110-08956-9/R·860
印数：45001－50000册　定价：49.80元
（凡购买本社图书，如有缺页、倒页、脱页者，本社销售中心负责调换）

混合产品
纸张 | 支持负责任林业
FSC® C018179

www.dk.com

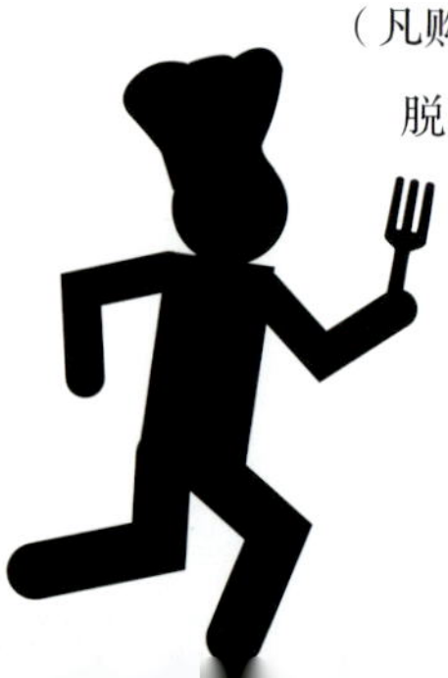

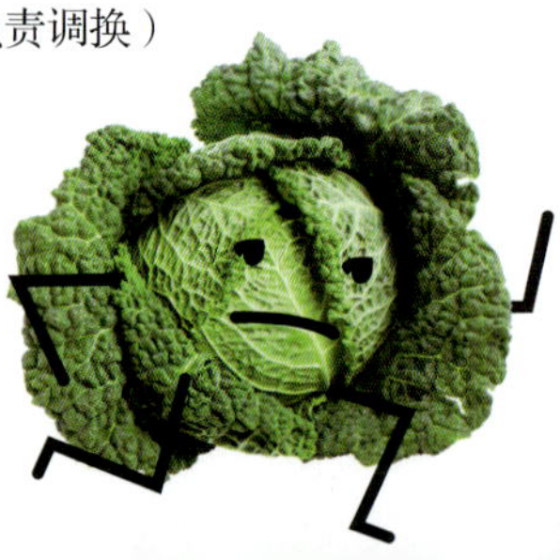

没有一种爱，会比***对食物的爱***更真诚。

乔治·萧伯纳（1856—1950）

组成人体

人体的燃料

吃多少才足够？

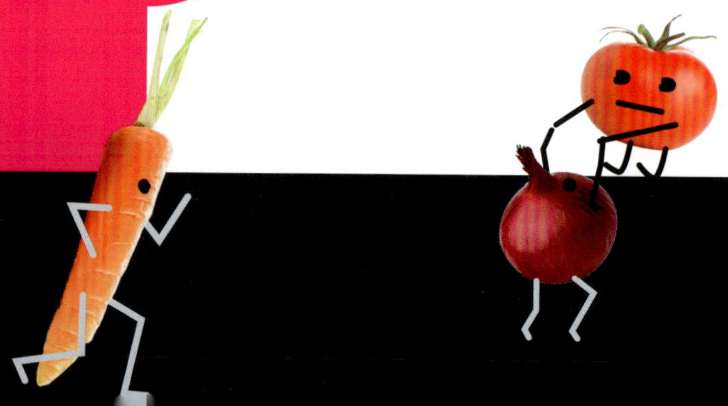

目录

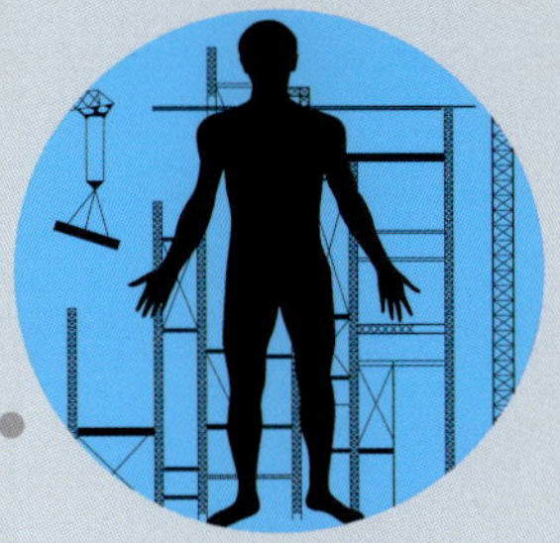

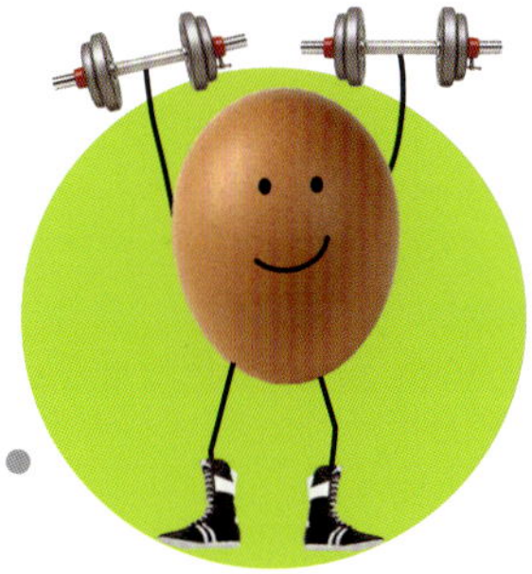

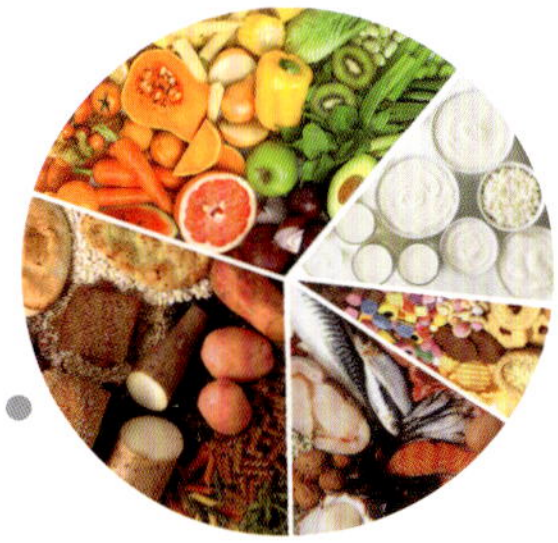

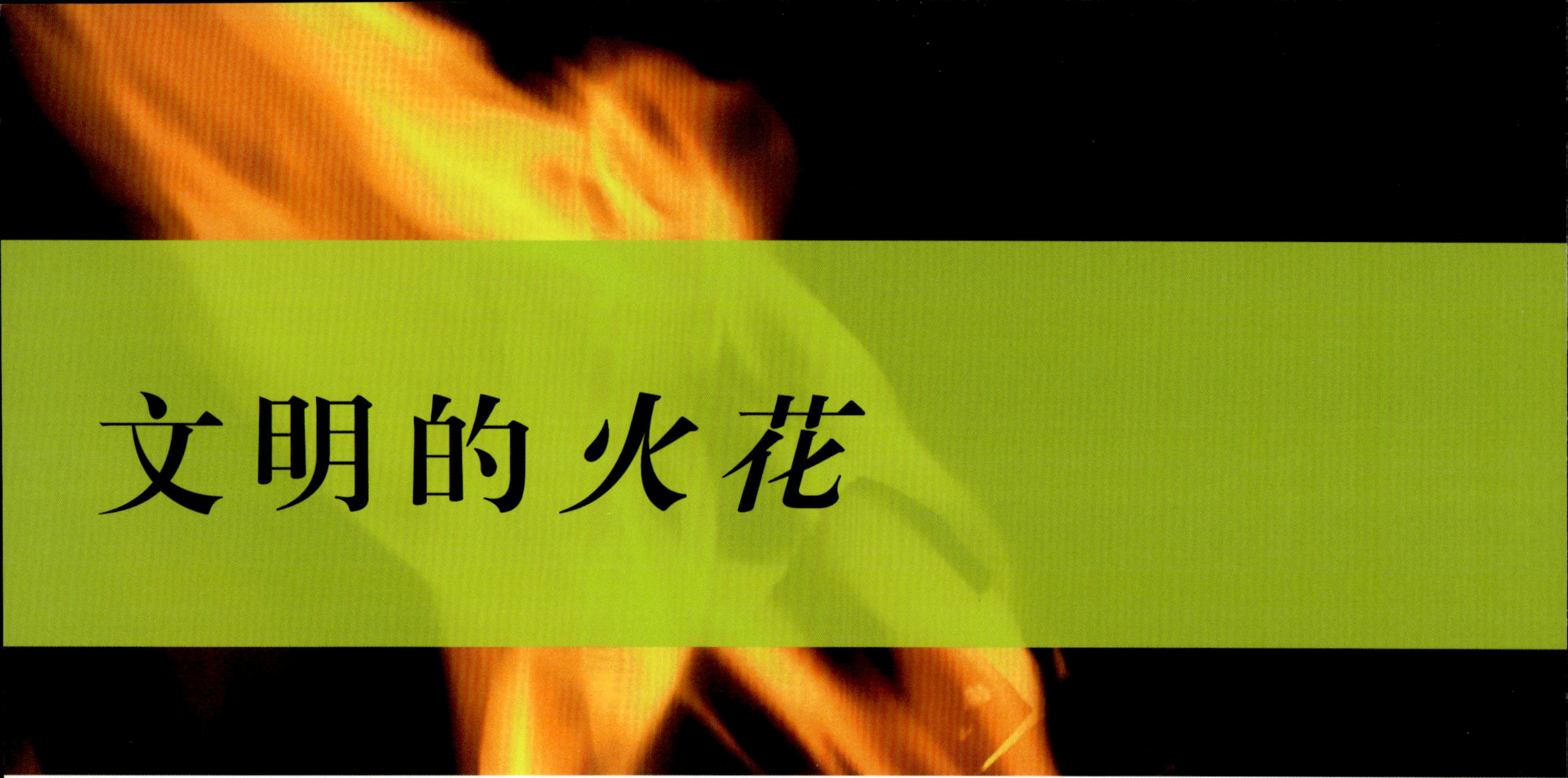

文明的火花

“告诉我你吃什么，我就能说出你是怎么样的一个人。”

法国美食哲学家——布里亚·萨瓦兰

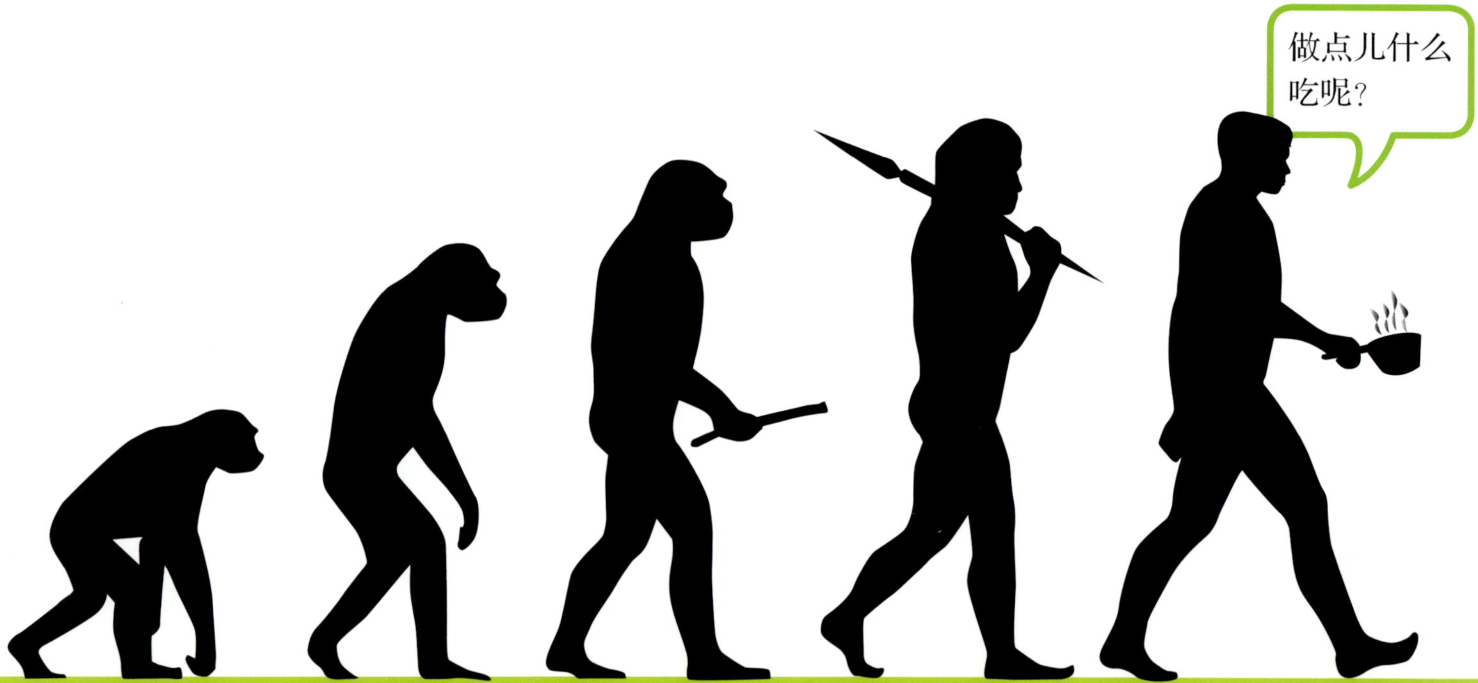

所有生物都需要进食，但人类是唯一一个会烹饪食物的物种。这种区别虽然常常被忽视，却有可能是人类进化的关键因素之一。大约在200万年前，人类的祖先生活在地球上，他们的大脑比现代人的小，胃却比现代人的大。他们花费大量的时间，消耗大量的能量，寻觅、咀嚼、消化所能找到的所有食物……

……终于有一天，原始人发现了火。

原始人开始烹饪食物，他们的消化系统*变得更小、更有效率了*。而大脑却开始**变大**，更多获取食物的新方法不断涌现——从制造工具、改进捕猎方式，到种植庄稼、驯养牲畜，最后，还能创造出全新的食物。

随着原始人*获取食物的方式和对食物的处理技术*越来越先进，人类这个物种也随之出现。

今天，如果没有烹饪技术，我们就无法生活。

一个问题随之而来：

你吃什么，就是什么？

早期的发现

当人类学会制造工具和使用火之后，生活变得容易了许多。随后，人们开始驯养牲畜，并制作新的食物，其中有一些直到今天我们还在享用，比如面包和茶。

公元前5000年

在如今波兰所在的地区，发现了世界上最早的制作奶酪的遗迹。不过，奶酪很可能在更早之前就出现了。早期的人类不能很好地消化牛奶，他们主要吃奶酪和其他经过发酵的乳制品。

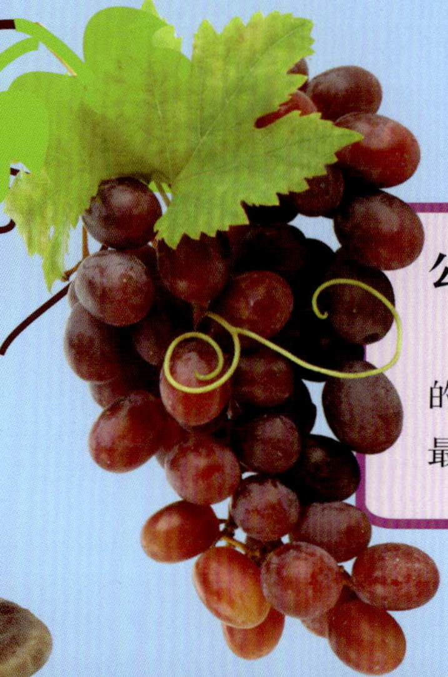

公元前30000年

出现了最古老的面包：人们用植物根茎和香蒲类植物磨成粉，制成平板状的面团烤着吃。

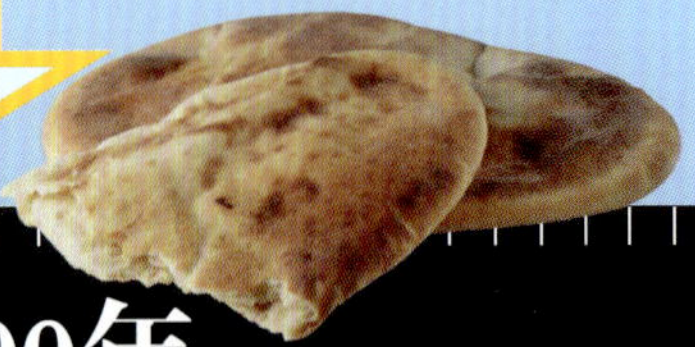

公元前6000年

在南高加索地区生长的葡萄，被人们用来制作最早的葡萄酒。

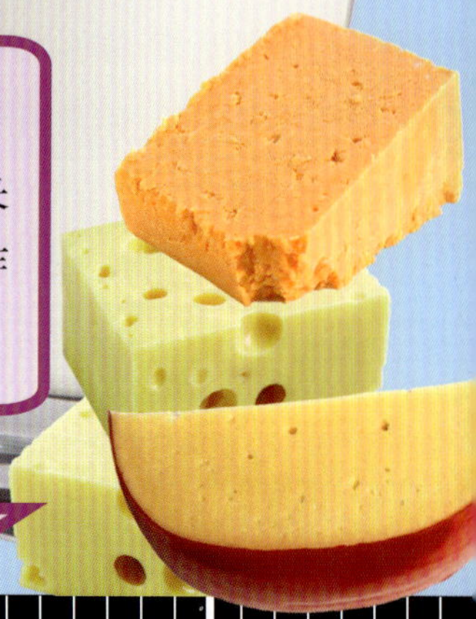

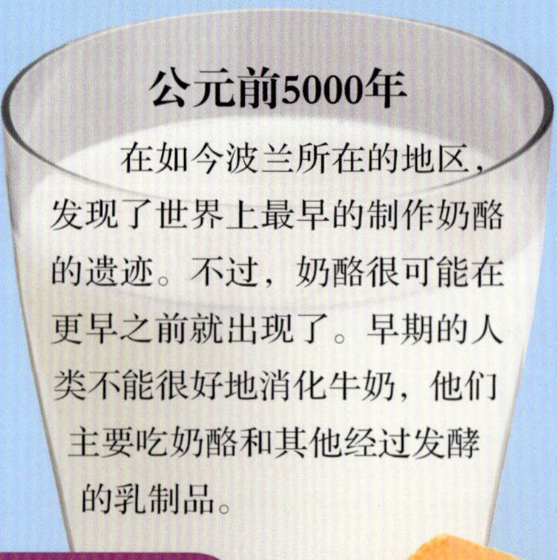

公元前 30000年　　公元前 10000年　　公元前 5000年

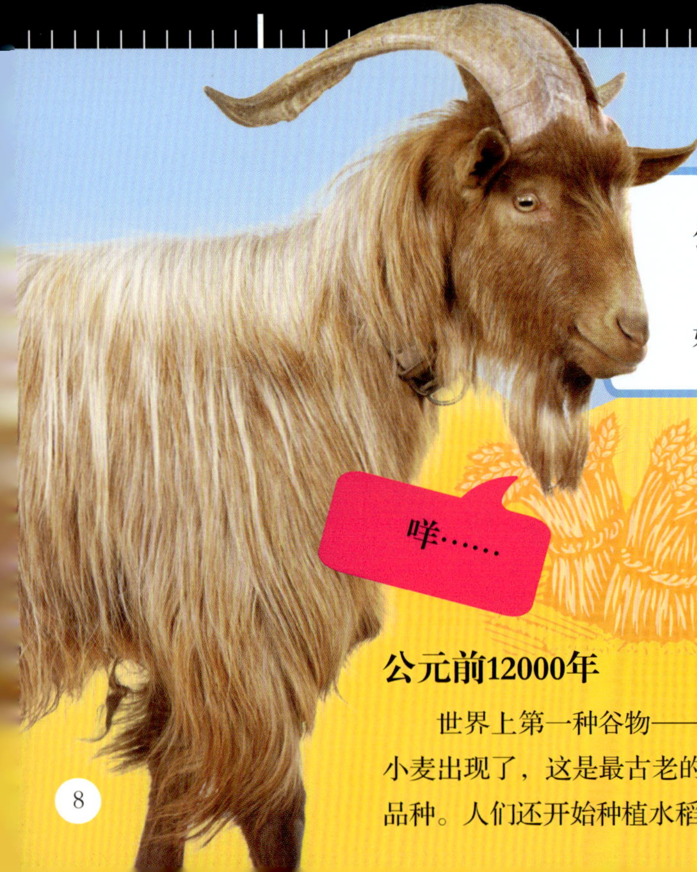

公元前10000年

中亚地区的人们开始驯养山羊。

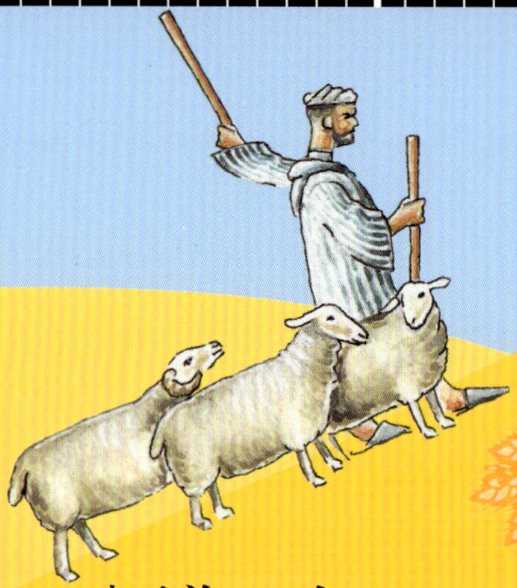

公元前7000年

叙利亚的居民开始种植谷类；中国出现了水稻和粟；类似玉米的庄稼开始在墨西哥种植。在如今的西亚地区，人们开始驯养绵羊（在狗的帮助下）。

公元前12000年

世界上第一种谷物——单粒小麦出现了，这是最古老的小麦品种。人们还开始种植水稻。

公元前2700年

据传说，中国上古部落首领神农氏在煮开水时，几片茶树的叶子落进了水中，因此而发现了茶。

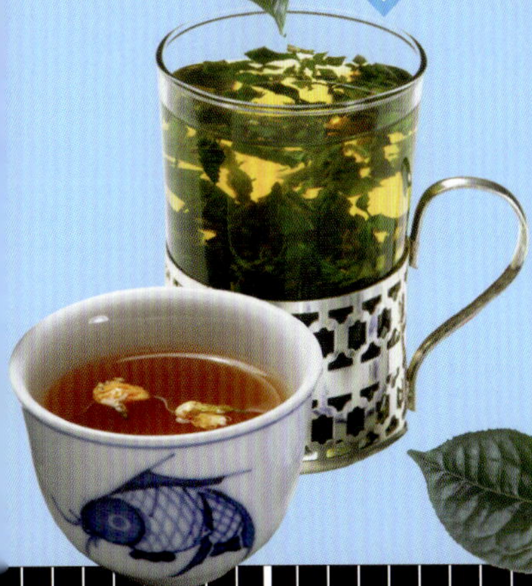

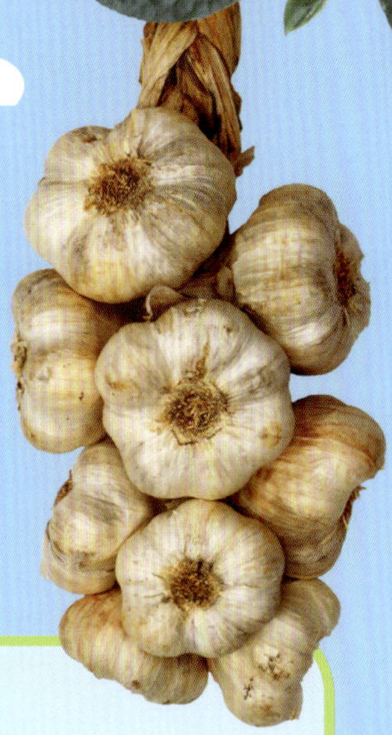

公元前1500年

古埃及人把茴香、藏红花、芥末、大蒜、欧芹当作药材。

公元前400年

古希腊医生希波克拉底开创了食物和健康之间关系的研究。他留下了名言：“让食物成为你的药物，不要让药物成为你的食物。”在他的作品中，最早地提到了醋能促进人体健康。

公元前 3000年　　公元前 2000年　　公元前 1000年

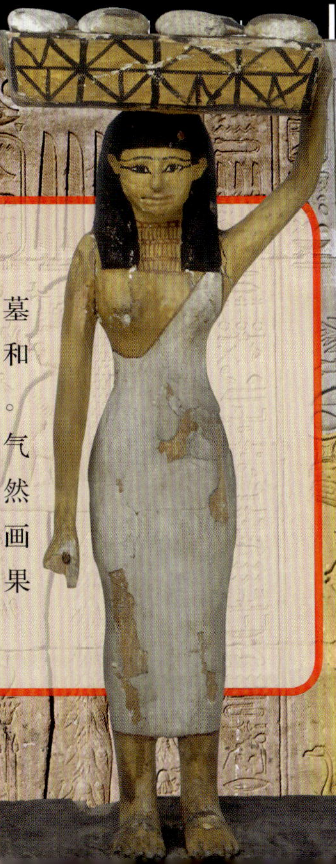

公元前3000年

古埃及人的陵墓中发掘出了棕榈油和蓬松的面包的遗迹。这种面包是通过空气中的野生酵母菌自然发酵的。陵墓的壁画中还出现了鱼塘和果树的形象。

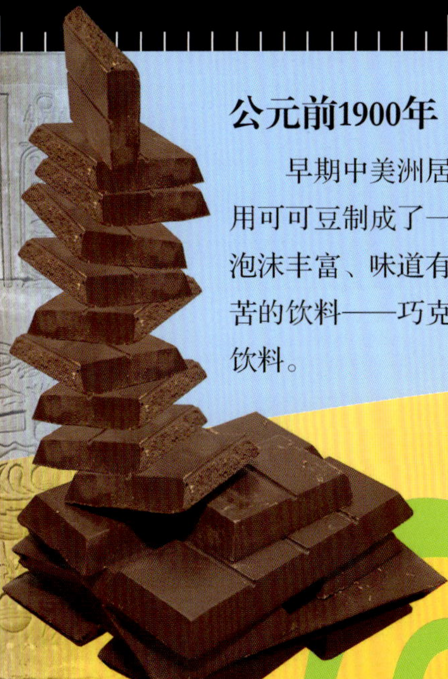

公元前1900年

早期中美洲居民用可可豆制成了一种泡沫丰富、味道有点苦的饮料——巧克力饮料。

公元前500年

古印度人把甘蔗的茎秆放在锅里煮沸、冷却，获得了大块的蔗糖晶体。

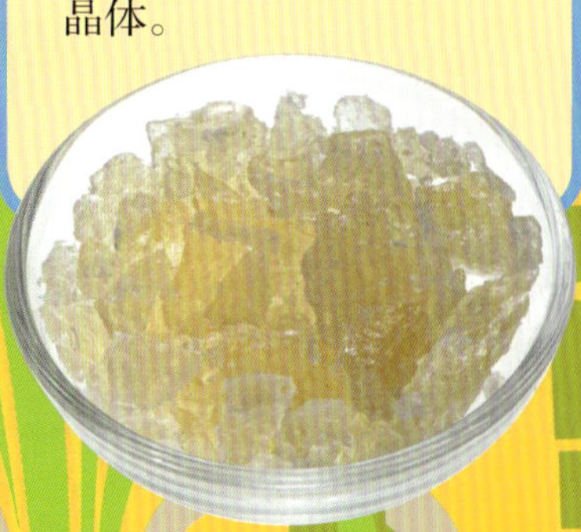

新的发现

随着人口的增长，新的食物包括腌鱼、比萨和花生酱等，开始成为人们日常饮食的一部分。直到今天，这些食物依然很受欢迎。有些食谱一直流传至今，最古老的食谱甚至可以追溯到大约2000年前。

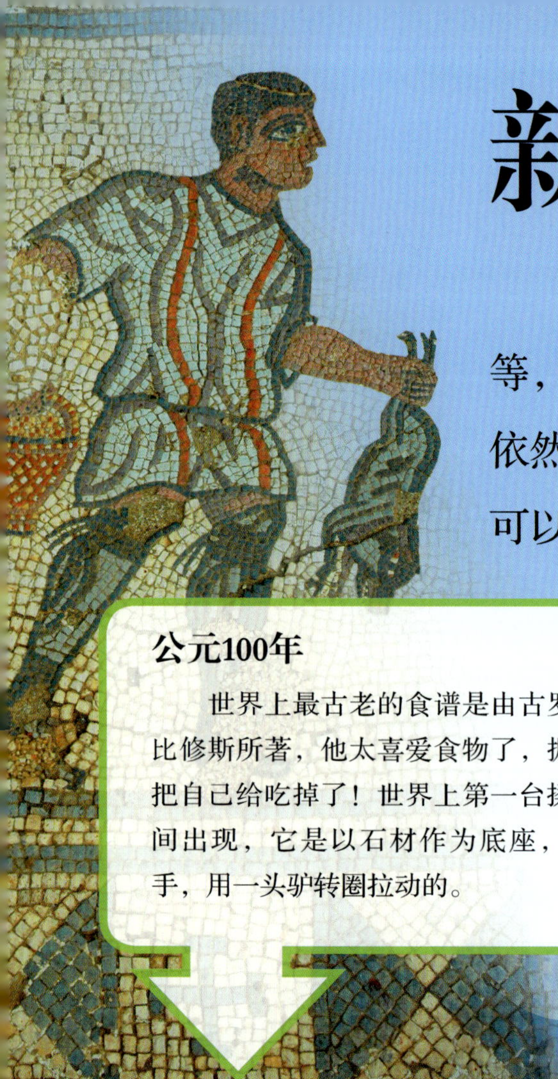

公元100年

世界上最古老的食谱是由古罗马美食家阿比修斯所著，他太喜爱食物了，据传说最后他把自己给吃掉了！世界上第一台揉面机在这期间出现，它是以石材作为底座，木头作为把手，用一头驴转圈拉动的。

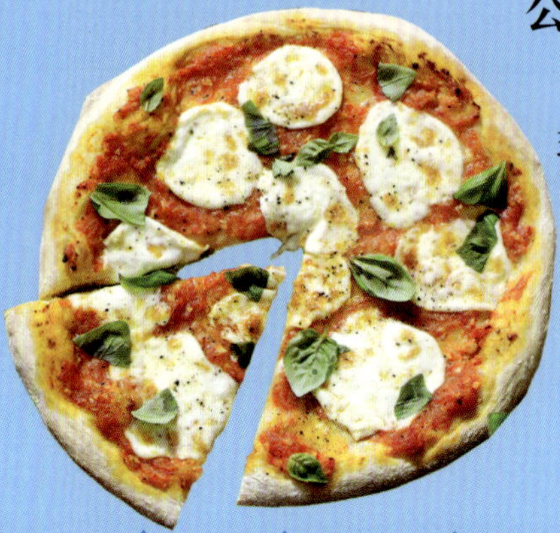

公元1000年

在意大利的加埃塔发现的一份文件中，第一次提到了比萨。那时候的欧洲还没有西红柿，所以比萨上通常放的是葡萄干和蜂蜜。

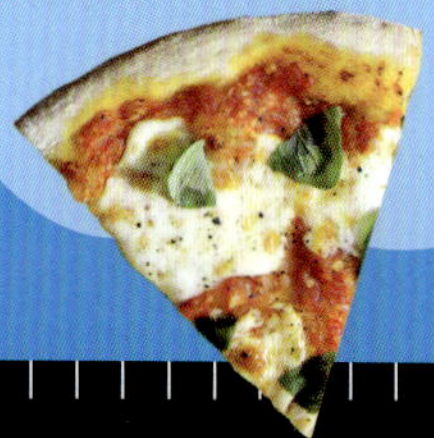

公元 100年　　公元 500年　　公元 1000年

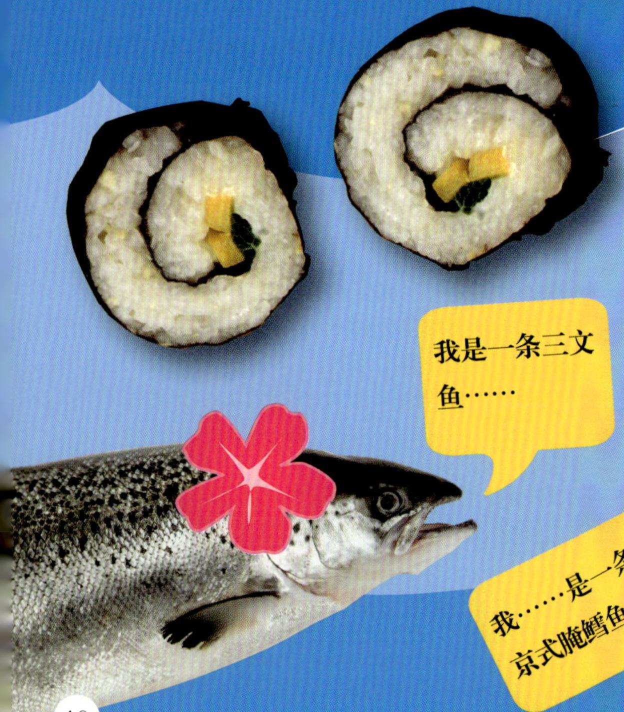

公元700年

东南亚出现了一种保存鱼类的新方法，也是寿司的早期雏形。鱼类用盐腌过，然后用煮熟的米饭包裹，放在罐子里发酵几个月。到了食用的时候，人们会把发酵的米饭扔掉，只吃鱼。

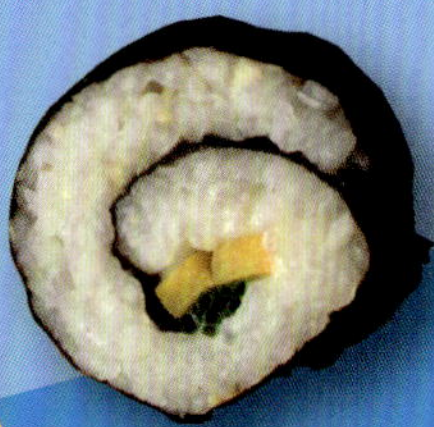

公元1000年

虽然维京人早已将鳕鱼用盐腌制、风干作为食物，但直到巴斯克水手发现了鳕鱼渔场，并学会如何在船上用盐腌制鳕鱼之后，鳕鱼才成为风靡欧洲的食物。当时政府颁布了一条宗教法律：星期五不可以吃肉，因此盐腌鳕鱼大受欢迎，出现了以鱼类做主菜的晚餐。

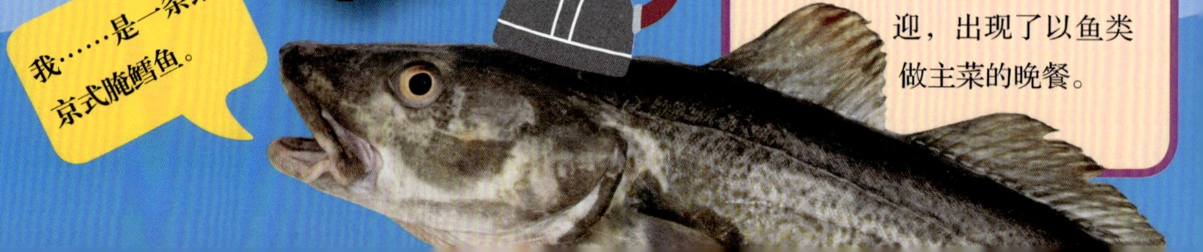

公元1500年

阿兹特克人将坚果碾碎，制成一种糊状物，这就是最早的"花生酱"。

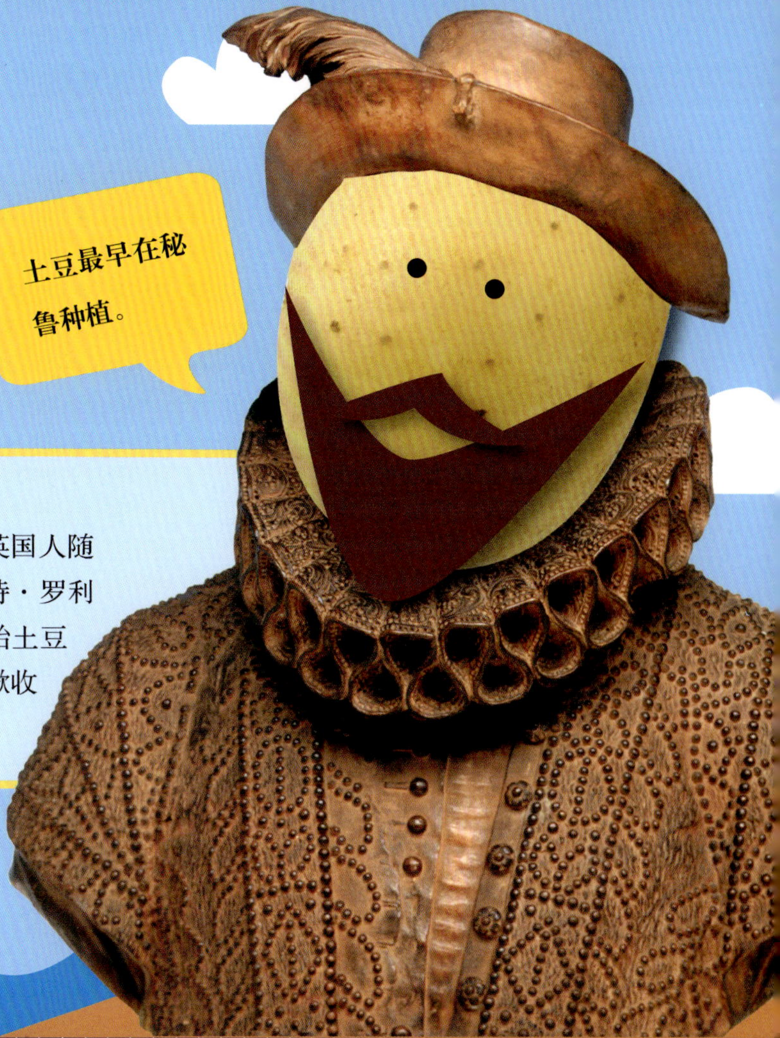

公元1570年

土豆首先被西班牙人带到了欧洲，英国人随后也将土豆引入国内。英国探险家瓦尔特·罗利爵士的推广使土豆更受欢迎。虽然一开始土豆只是小范围种植，但随着一系列谷物歉收后，土豆成了一种主要的粮食作物。

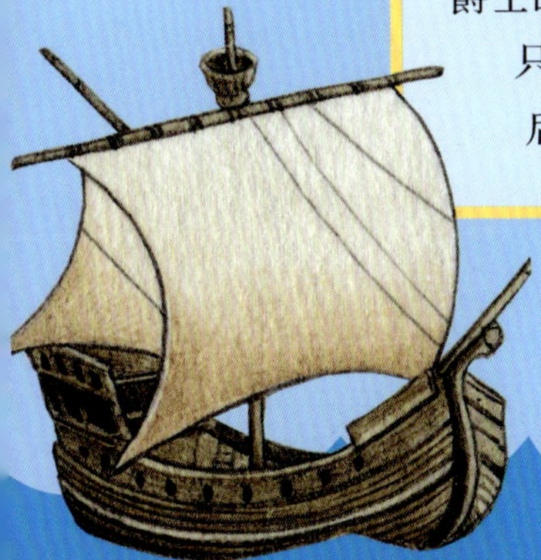

公元 1500年

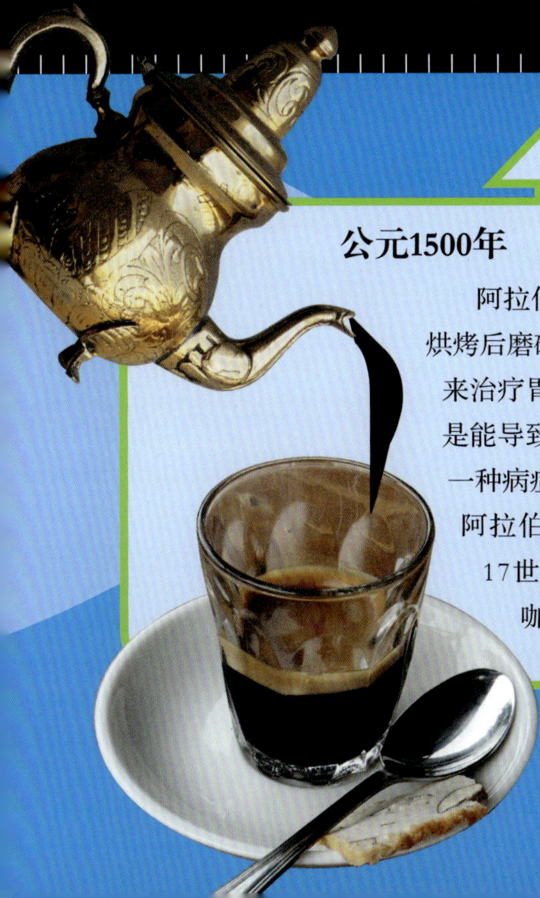

公元1500年

阿拉伯国家的人们将咖啡豆烘烤后磨碎，制成一种饮料，用来治疗胃痛和嗜睡症，嗜睡症是能导致病人突然陷入昏睡的一种病症。16世纪，咖啡屋在阿拉伯半岛遍地开花，到了17世纪，欧洲人也能喝到咖啡了。

公元1800年

英国科学家约瑟夫·普利斯特列发明了碳酸饮料，这种充满气体的饮料从此开始流行。拿破仑的军队对食物的狂热需求，使得密封食物的技术获得极大发展，因此产生了食物罐头。不过那时候的罐头盒是用锡制成的，对人体有毒性。直到1928年，才出现了无毒的搪瓷罐。

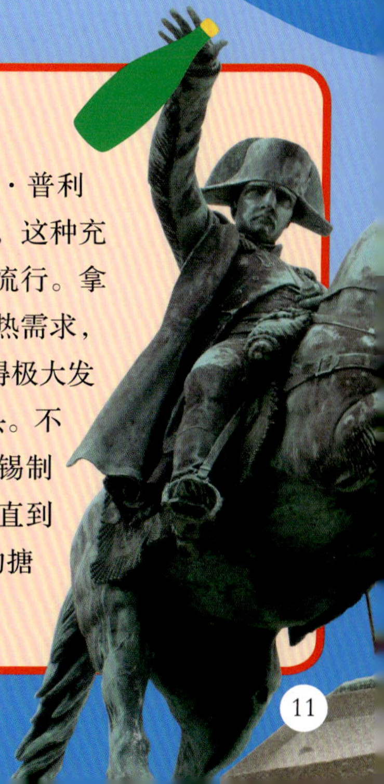

向前发展

从19世纪中期开始，科学家发现了许多种生产、储存食物的新方法。食物预处理和其他先进的加工技术，让食品的保存期延长，全新的、风靡大众的食品登上了历史舞台。

1885年，汉堡包诞生于德国的汉堡市，不过，汉堡包最后在美国才得到了充分的发展。美国最初的汉堡包于1885年出现在得克萨斯州。

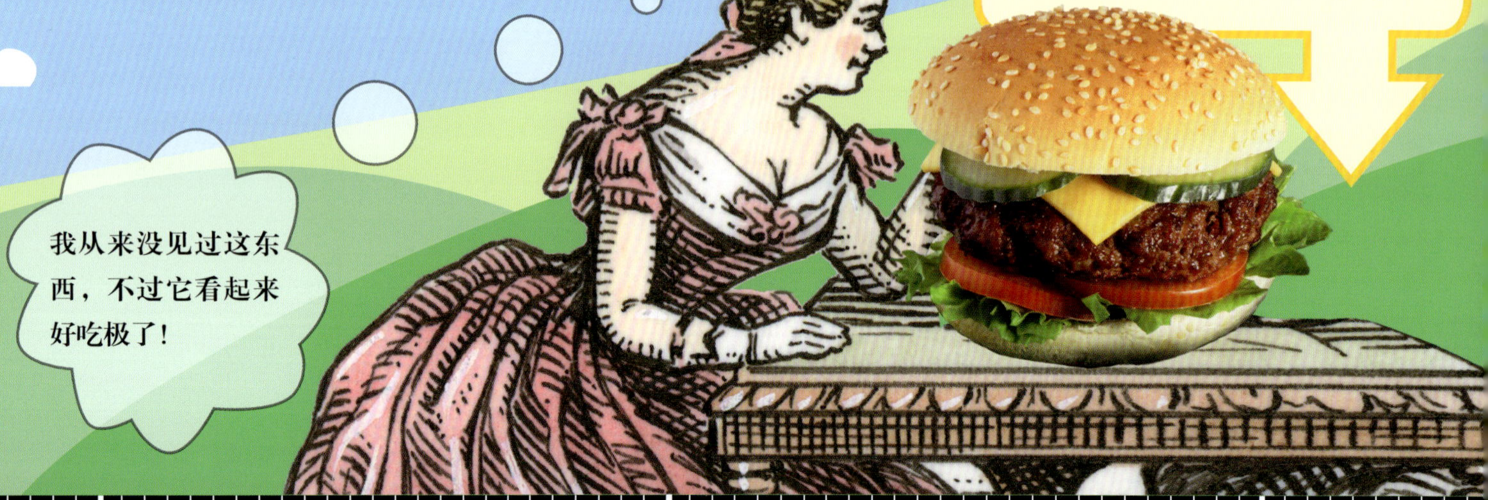

1830年 1850年 1880年

1834年，英国发明家詹姆斯·夏普研制出第一台家用燃气灶。然而，直到很多年过后，燃气灶才进入寻常百姓家。

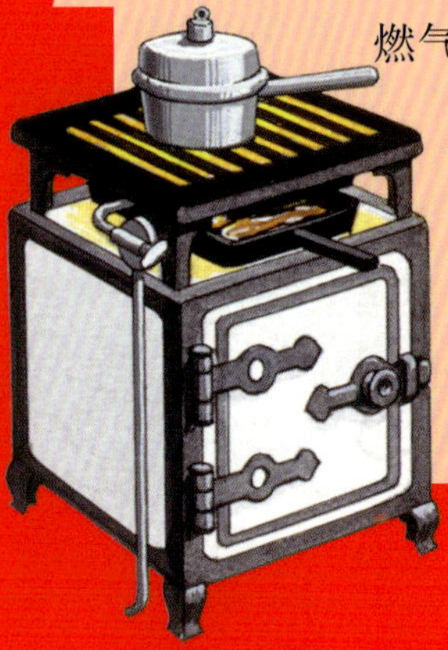

1864年，法国化学家路易·巴斯德发明了巴氏消毒法，通过这种消毒方式，可以保存牛奶、啤酒和葡萄酒。

1886年，美国佐治亚州亚特兰大的约翰·潘伯顿配制出一种药水，这就是可口可乐。最原始的配方中含有可卡因，直到1903年才从配方中去除。到了2013年，除去古巴和朝鲜之外，全世界任何一个国家都能通过正规渠道买到可口可乐，如果通过非正规渠道的话——那就没有哪里买不到了。

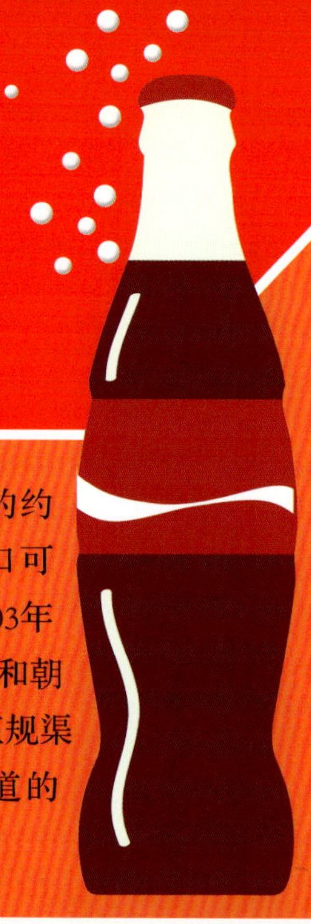

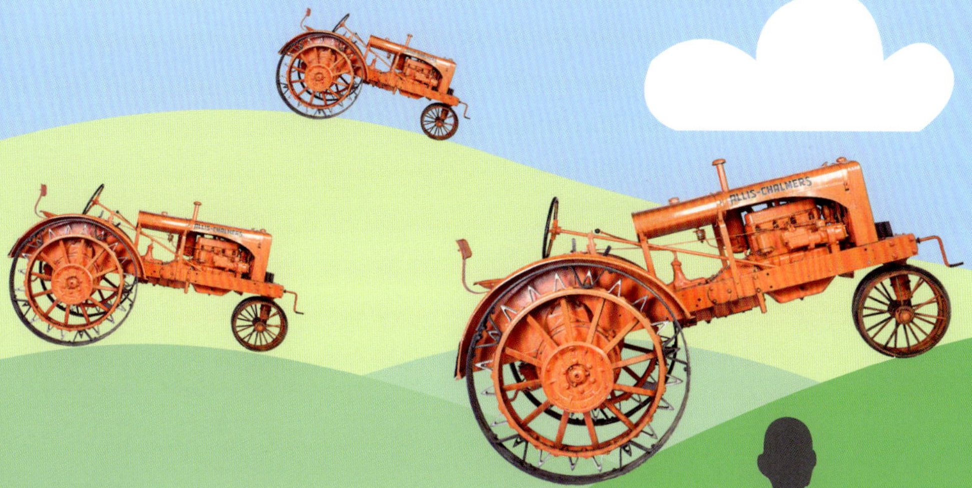

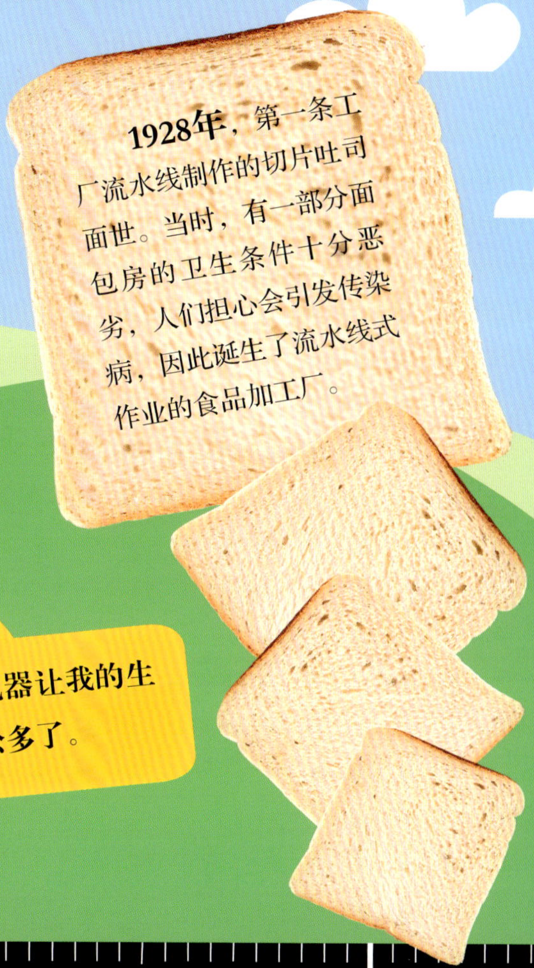

1928年，第一条工厂流水线制作的切片吐司面世。当时，有一部分面包房的卫生条件十分恶劣，人们担心会引发传染病，因此诞生了流水线式作业的食品加工厂。

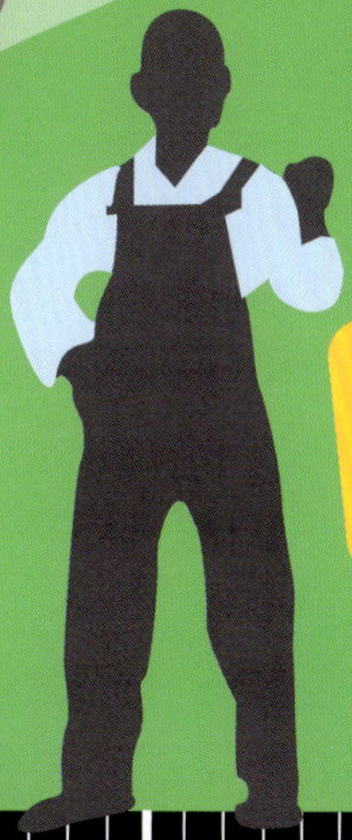

1904年，拖拉机的诞生、新的机械技术的出现为农业带来全新的变革。农民播种和收割农作物的效率大大提高。

1890年　**1910年**　**1930年**

20世纪10年代，第一次世界大战期间，世界各地开始兴起食品配给制度。罐头食品大受欢迎，科学家还在不断地研究新技术和新方法，让罐头食品更美味，更容易保存，生产效率更高。正是由于有了罐头食品，工人们才没有遭受饥饿和营养不良的折磨。

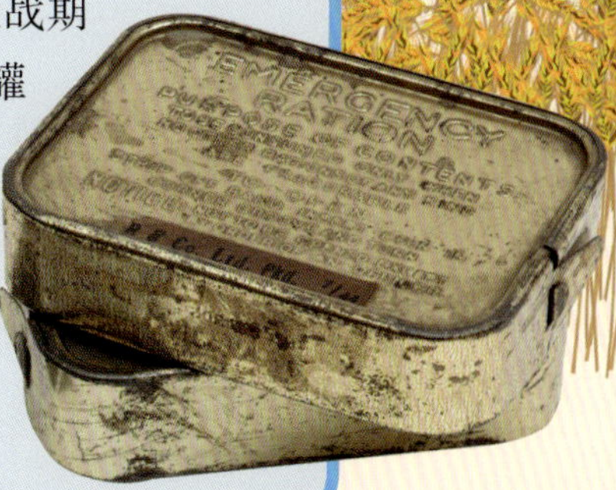

1895年，约翰·哈维·凯洛格和弟弟威尔·基思·凯洛格一起发明了玉米片。据说，玉米片的诞生源于他们烹制玉米时的一次意外。

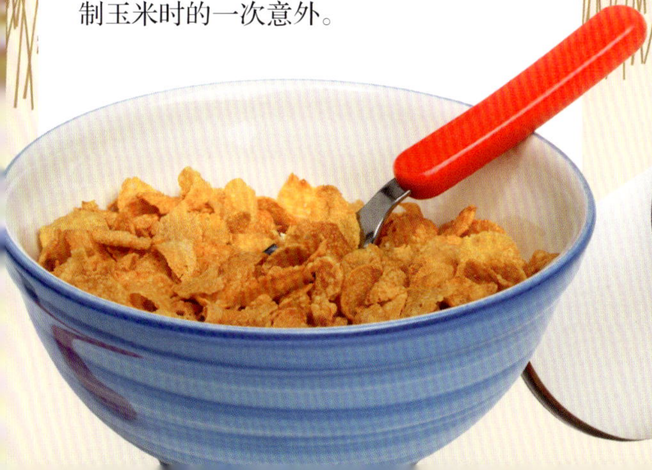

1912年，波兰化学家卡西米尔·丰克发现了维生素——一种维系着我们身体健康的关键物质。

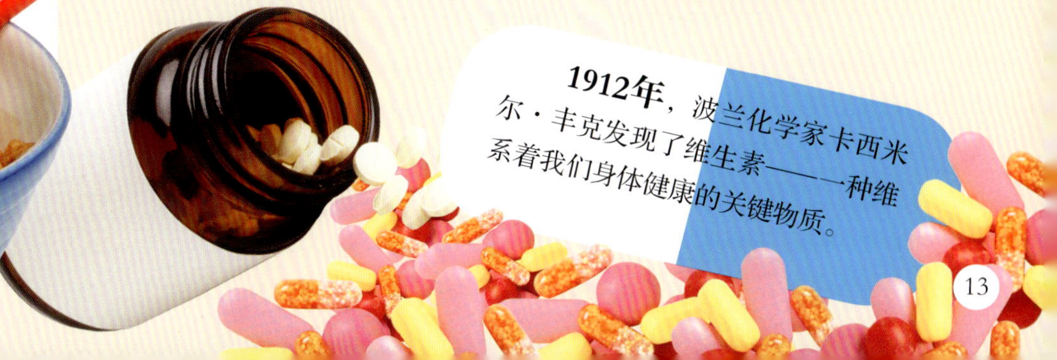

现代化方式

在过去的一百年间，科学家研究出了各种各样的新技术和新方法，冷冻、冷藏、加工食物，食品的制作和储存变得越来越便利。但是，这种便利性也带来另一个难题——人们吃掉了太多的加工食品，而非天然食品。

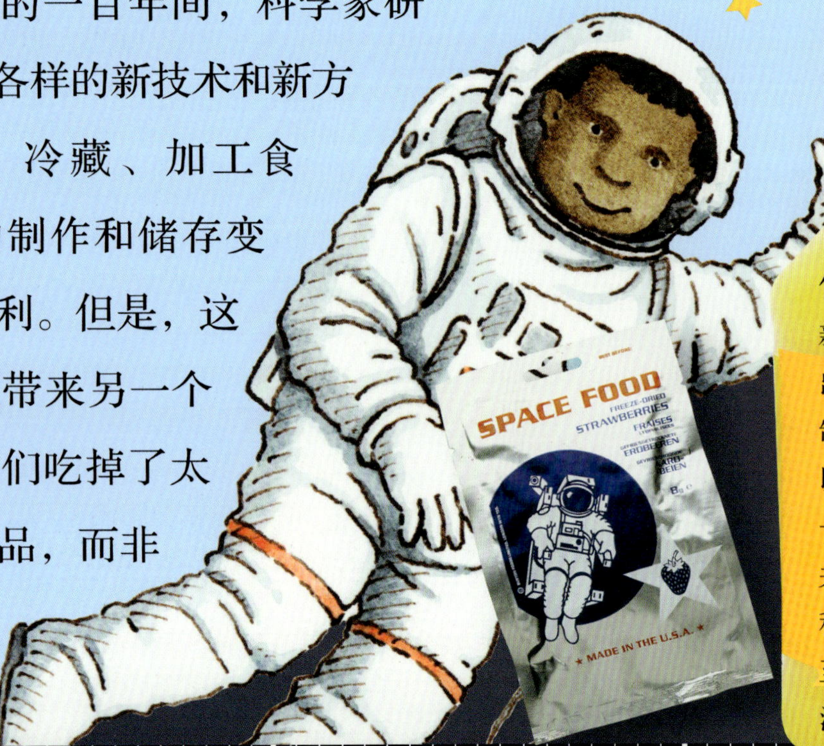

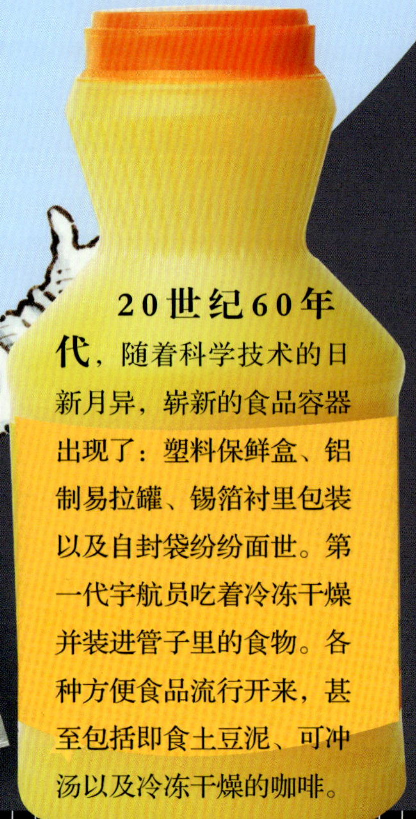

20世纪60年代，随着科学技术的日新月异，崭新的食品容器出现了：塑料保鲜盒、铝制易拉罐、锡箔衬里包装以及自封袋纷纷面世。第一代宇航员吃着冷冻干燥并装进管子里的食物。各种方便食品流行开来，甚至包括即食土豆泥、可冲汤以及冷冻干燥的咖啡。

1930年　1940年　1950年　1960年

20世纪30年代，午餐肉于1937年问世，在第二次世界大战期间供给美国军队。盟军中的其他国家军队很快就接受了午餐肉，而盟军驻扎的国家也很快掀起了吃午餐肉的热潮。在朝鲜战争期间，黑市上的午餐肉供应成了非官方的供应渠道。

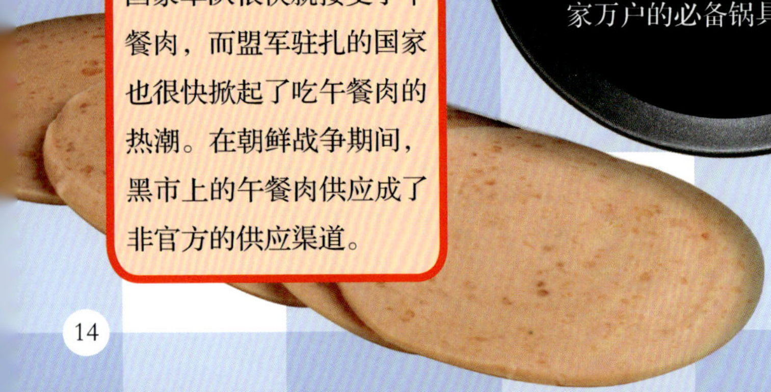

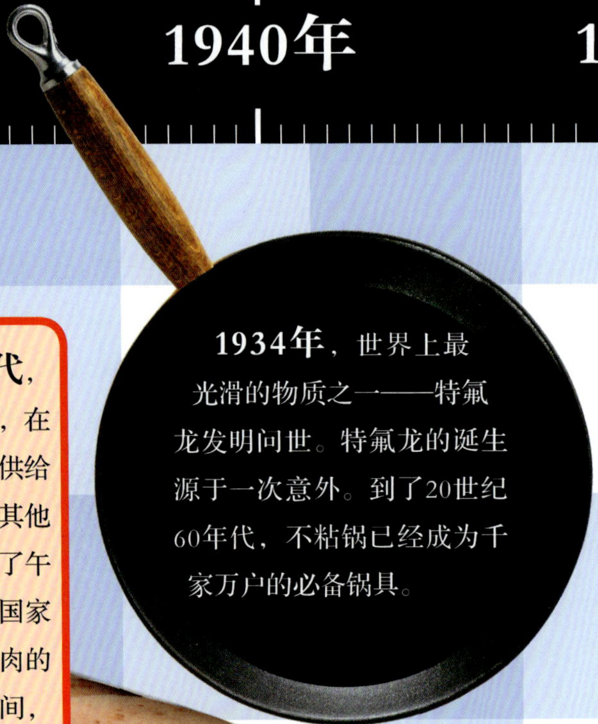

1934年，世界上最光滑的物质之一——特氟龙发明问世。特氟龙的诞生源于一次意外。到了20世纪60年代，不粘锅已经成为千家万户的必备锅具。

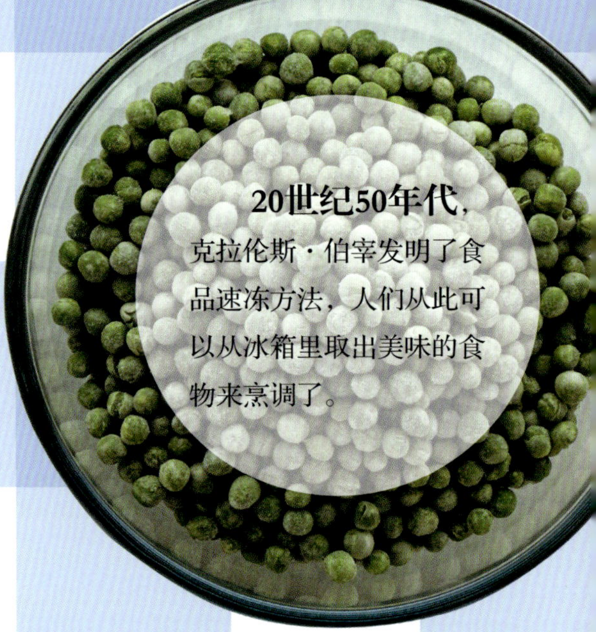

20世纪50年代，克拉伦斯·伯宰发明了食品速冻方法，人们从此可以从冰箱里取出美味的食物来烹调了。

20世纪70年代，条形码面世，从此制造商和超级市场就可以追踪商品的去向，结账也变得简单，弄错价格的情况少多了。

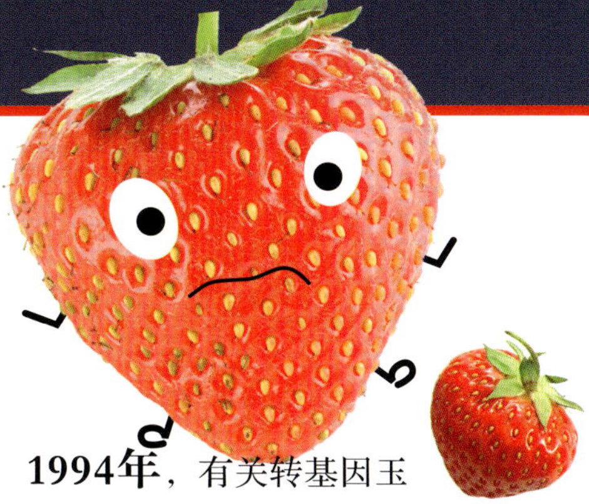

1994年，有关转基因玉米的研究引起了公众的恐慌，人们不知道转基因作物是否对人体有害，对农业又有什么样的影响。

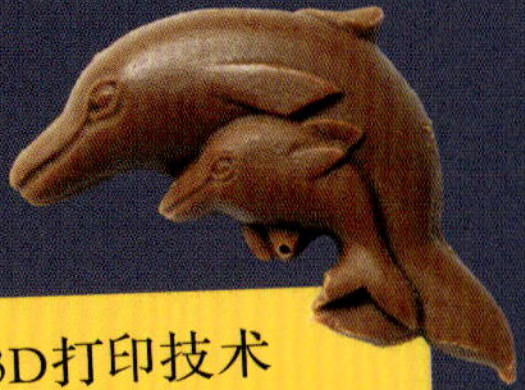

20世纪80年代，冷冻熟食（已经烹调过的食品），人造蛋白质（比如素肉），以及低热量的食品和饮料面世。

低温运输系统保证了新鲜的食物可以在世界各地流通，从农田中刚刚采摘的农产品，数天之内就能到达大洋彼岸的店铺中。

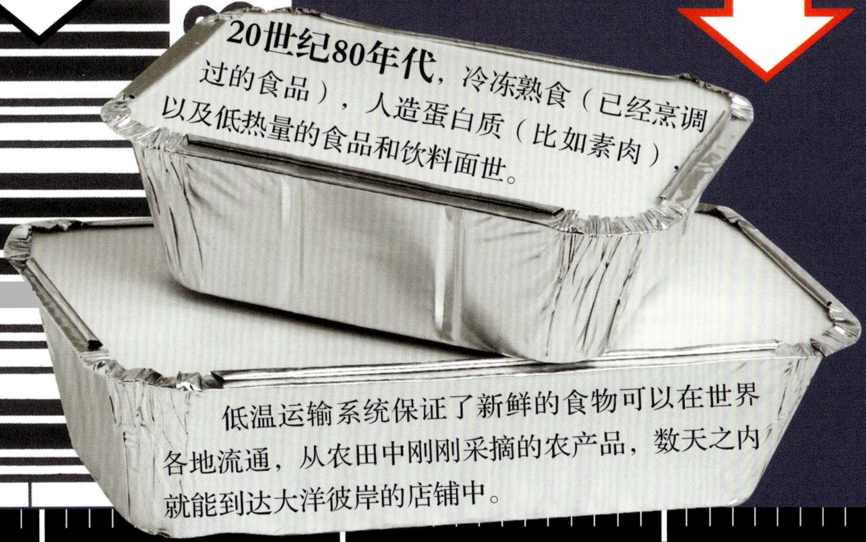

2013年，3D打印技术兴起。人们可以将食物打印成各种各样的形状，比如将巧克力和糖果制作成各种稀奇古怪的造型。

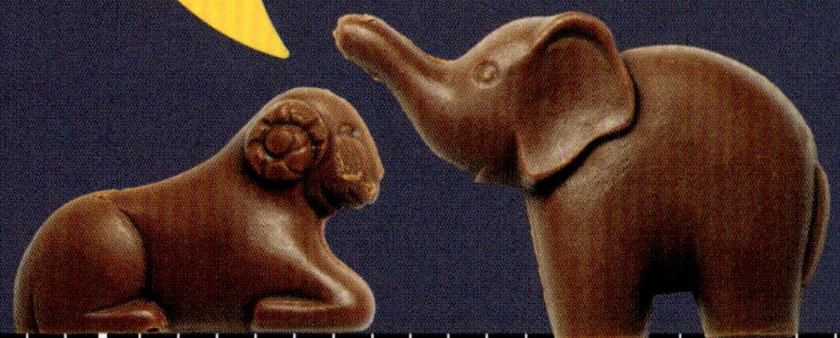

1970年　1980年　1990年　2000年

1967年，第一台家用微波炉在美国销售。最初，家用微波炉的价格十分昂贵，而且人们也认为微波炉在工作时会发出辐射，因此十余年之后，微波炉才开始普及。

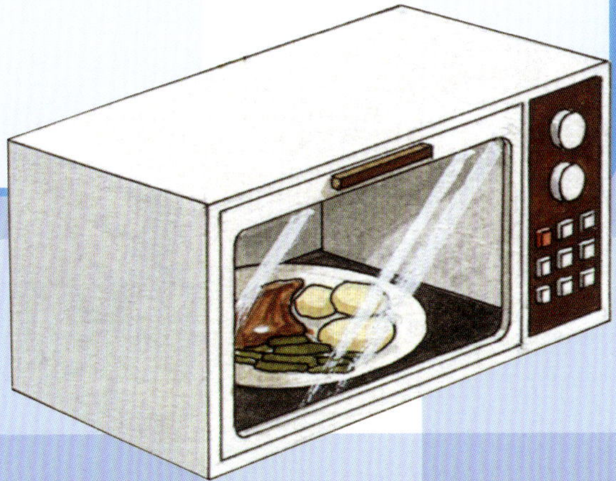

20世纪90年代，人们开始关注人工添加剂和食品过度加工的问题，有机食品和手工烹饪食物成了新的风潮。各大媒体都充斥着各种各样的美食节目，世界各地涌现出一些著名的明星厨师。

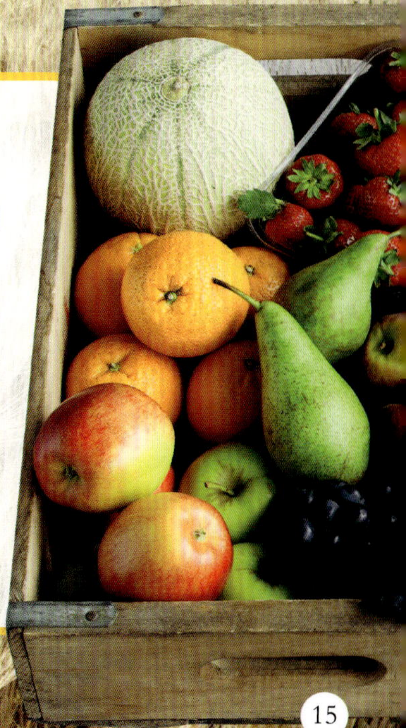

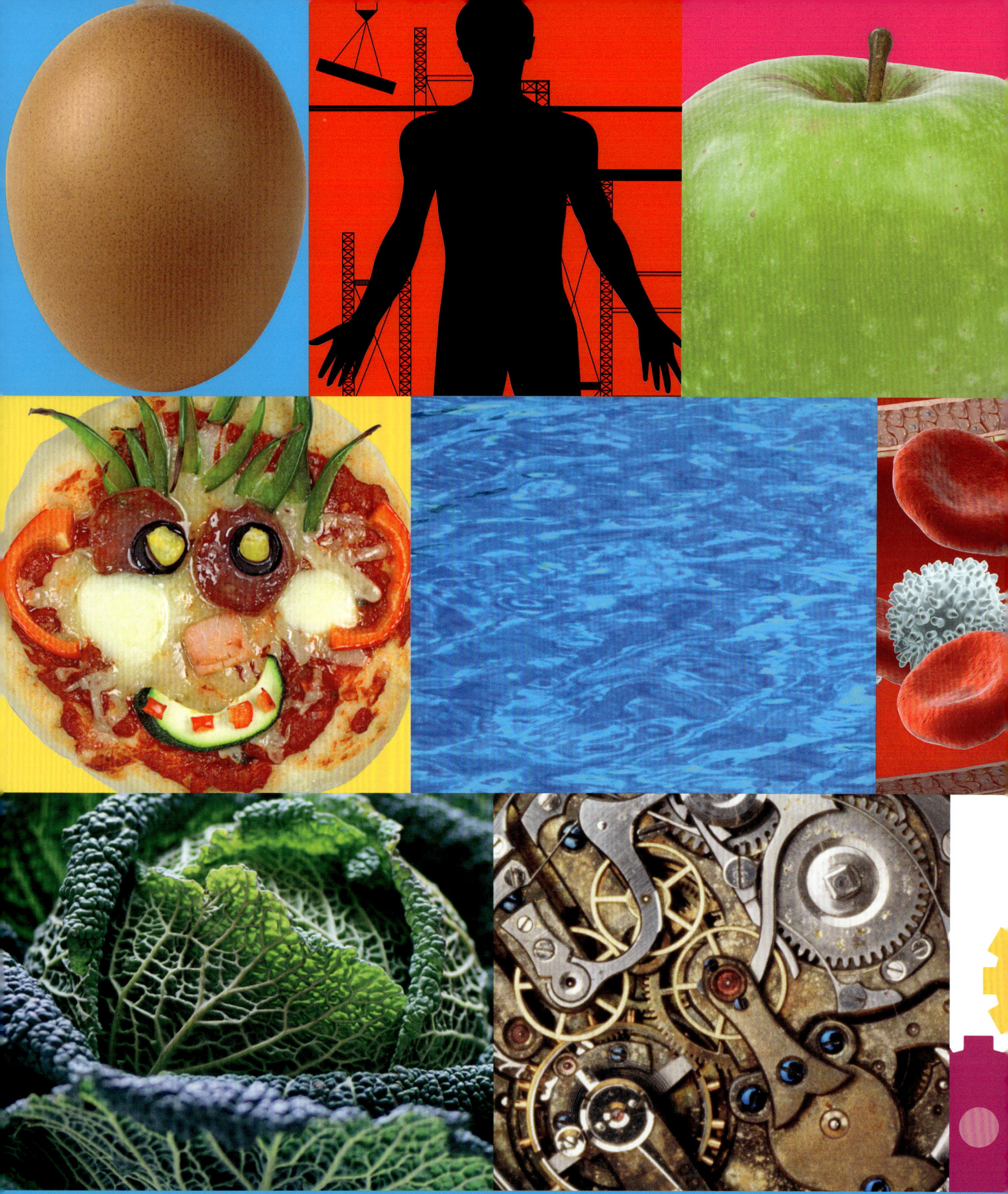

组成人体

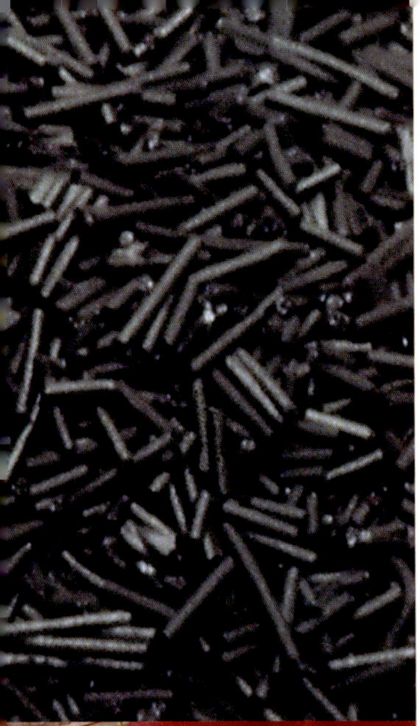

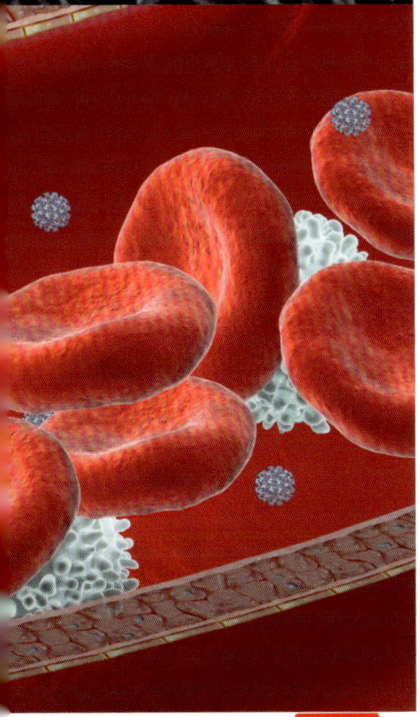

你的身体如同一具异常精密的仪器，令人不可思议。

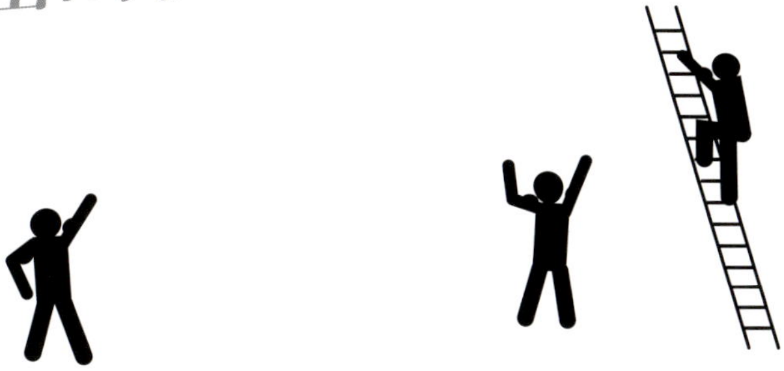

身体到底是由什么组成的呢？答案就是数万亿个微小的结构——细胞。这些细胞组成了你的骨骼、血液、毛发、皮肤以及其他各种各样的组织和器官，构成了独一无二的你。

你吃掉的食物，对于细胞的新陈代谢起到关键性的作用，只有这样，你的身体才能正常运转。

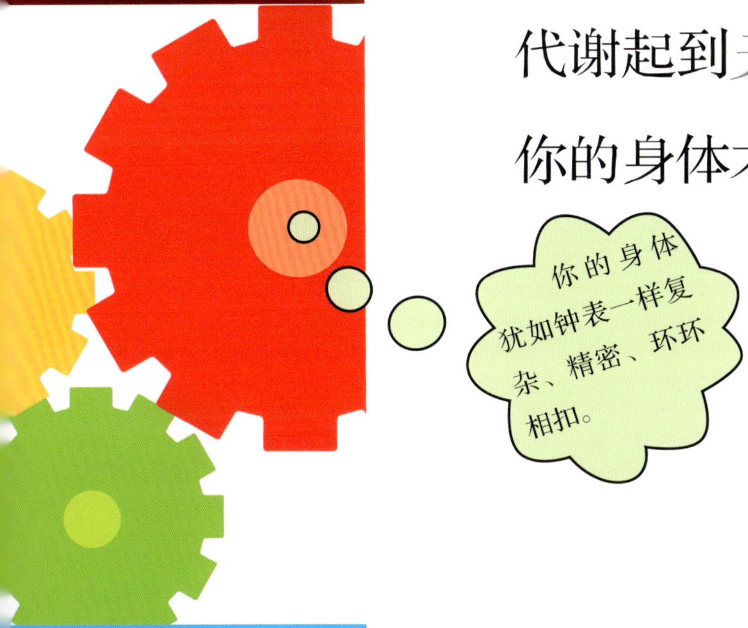

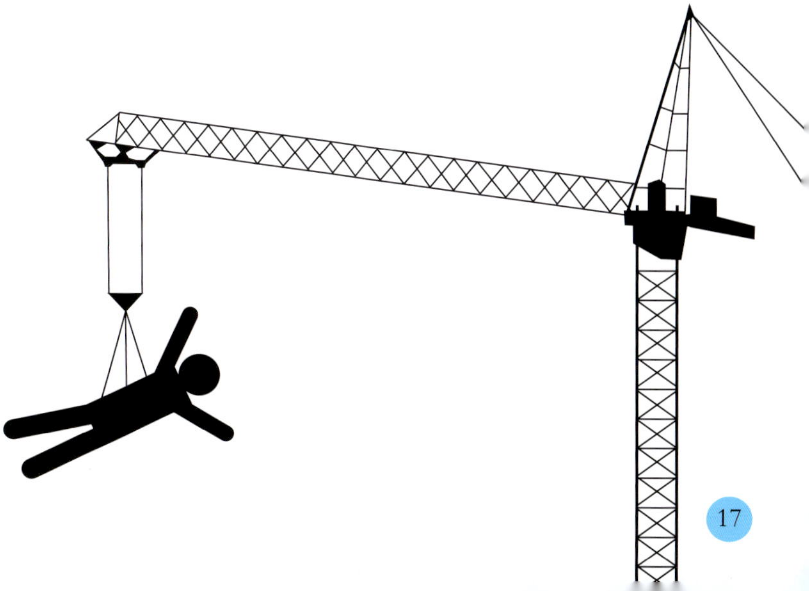

人体成分表

吃下去的东西组成了你的身体。和宇宙中的其他事物一样，你的身体也是由不同元素的原子构成。自然界存在92种天然元素，人体由其中的13种元素以及60种微量元素组成。下面就是你的身体的成分表，快来看看吧！

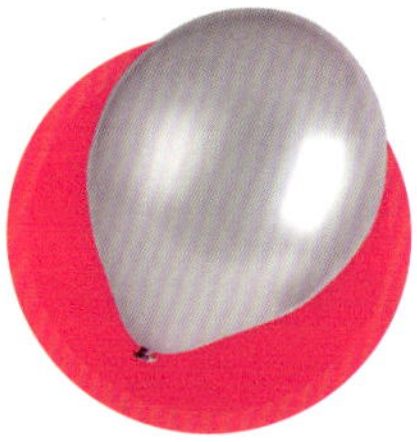

氧 65%

你的身体大约有2/3是由氧构成的。人体中的氧元素最常见的形式，是与氢一起构成水（水的分子式为H_2O，其中的O就代表氧元素）。氧还广泛存在于所有的身体结构中。每当你吸入新鲜空气，或者喝水的时候，你的身体就摄入了新的氧元素。

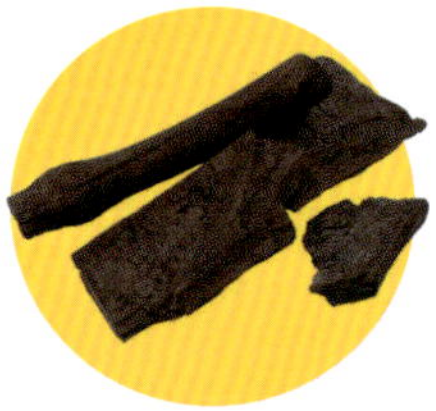

碳 18%

煤炭和金刚石就是由碳元素构成的，碳也构成了你大约1/5的身体。在全身各处都能找到碳的踪影，因为碳能形成复杂化合物，构成肌肉、骨骼和皮肤，等等。

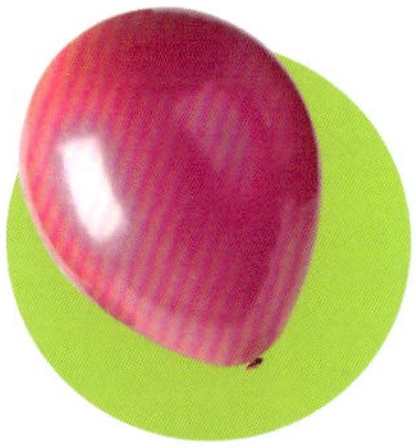

氢 10%

在所有的元素中，氢的原子质量最轻，性质非常活泼。在人体中，氢主要与氧化合，以水的形态存在。

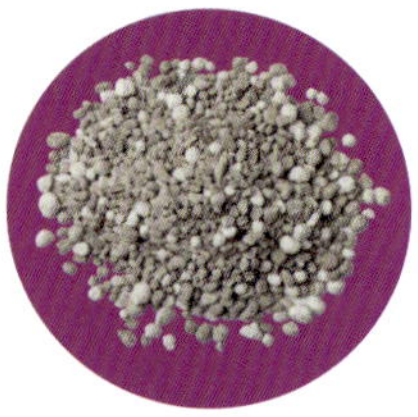

氮 3%

氮是一种重要化合物——氨基酸的组成元素之一，氨基酸可以构成蛋白质，蛋白质存在于肌肉、神经、皮肤，以及身体的其他各处。

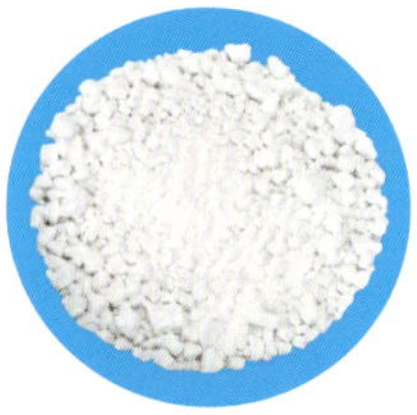

钙 1.4%

钙主要存在于人体坚固的结构中，比如骨骼和牙齿。钙还能控制心脏跳动和肌肉收缩。

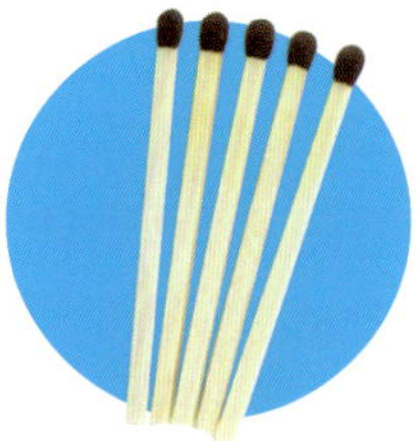

磷 1.1%

当你划火柴时，其中的磷便开始燃烧，点燃火柴头。而人体中的磷主要用于使骨骼和牙齿更加坚固。磷还是细胞膜的组成成分之一，对于人体内物质的正常运转起到关键性的作用。

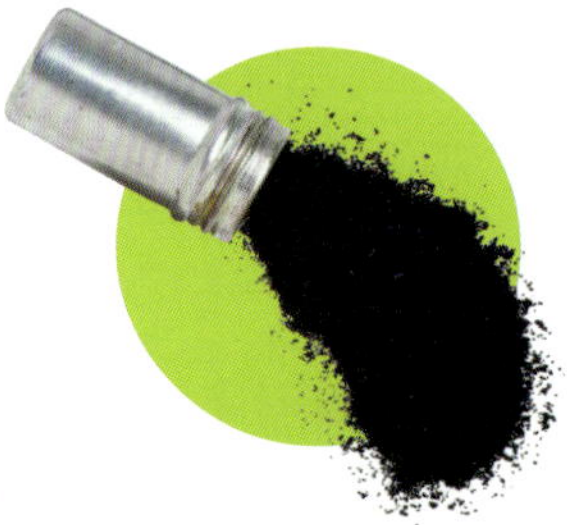

钾 0.35%

如果没有钾，你的肌肉就会软弱无力。钾还能保持人体内水分平衡。钾元素帮助神经信号传遍全身，同时调节心跳。

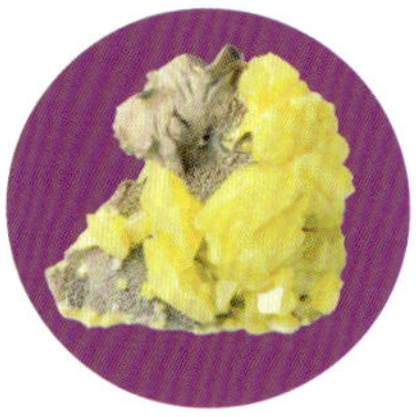

硫 0.25%

人体绝大部分的软组织中都含有硫。硫的气味很像臭鸡蛋，人体发出的许多糟糕的臭气，都和硫元素有关。

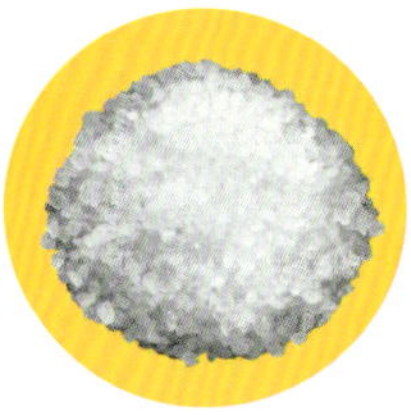

钠 0.15%

当神经细胞传输神经信号时，钠起到了重要的作用。钠还能帮助人体控制水分含量。

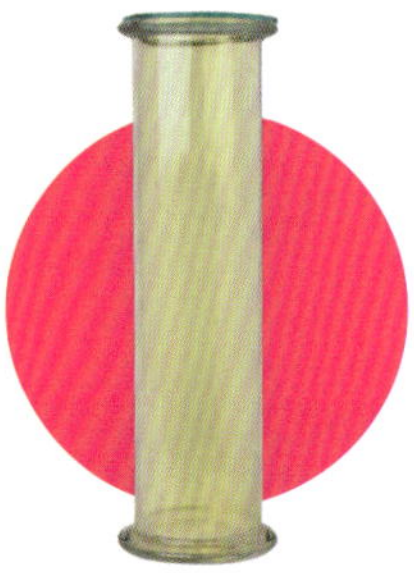

氯 0.15%

氯元素可以形成绿色的氯气，而在人体中，氯通常和钠一起构成氯化钠，和我们平时吃的食盐是同样的物质。氯化钠存在于人体的体液中，你流出的泪水、汗水里也含有这种成分。

这是在制作什么呢？*你的身体呀！*加入13种元素，还有

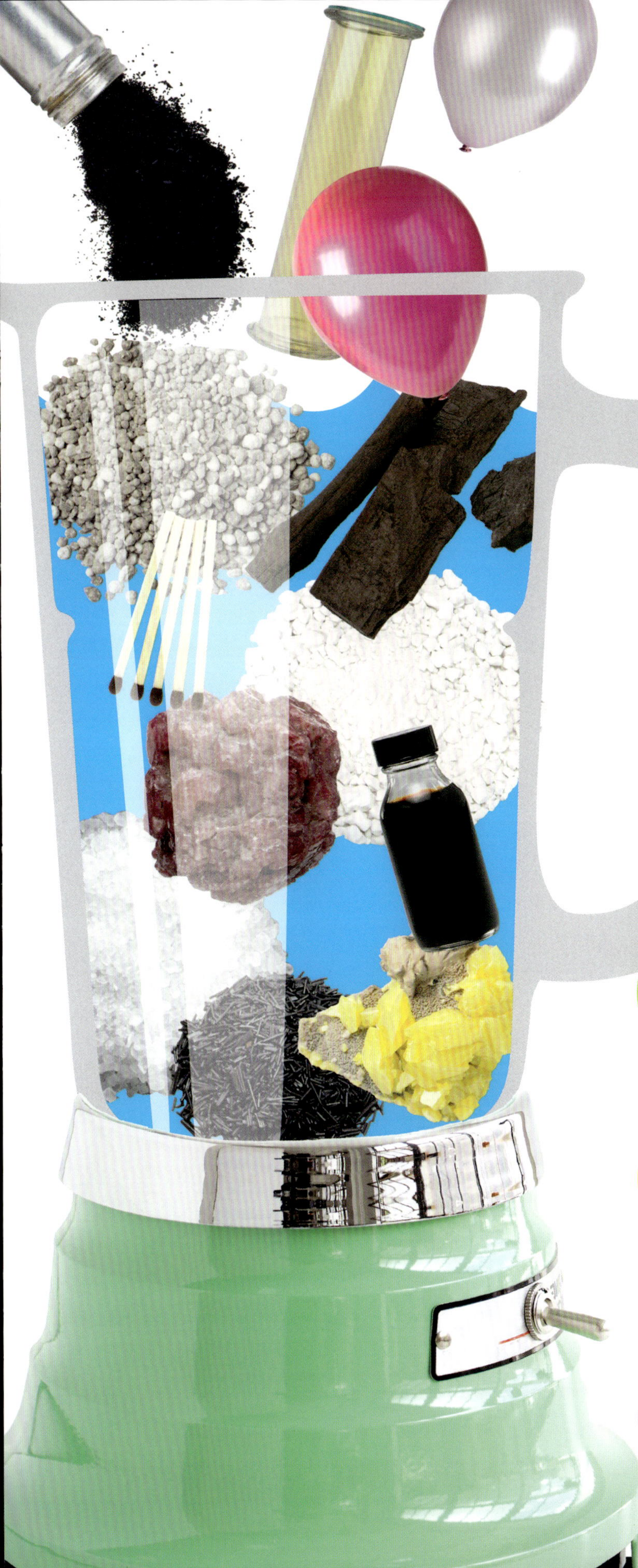

还有什么呢?

人体的其他成分里还含有一些微量元素（0.54198%），但这些微量元素依然非常重要，包括铜、锌、氟、硒、锰、钴和铝。人体甚至还具有微量的放射性——人体中的有些钾元素和碳元素以放射性同位素的形式存在。而食物和水中则含有微量的铀元素。铀元素还广泛存在于泥土、岩石、水以及植物中。

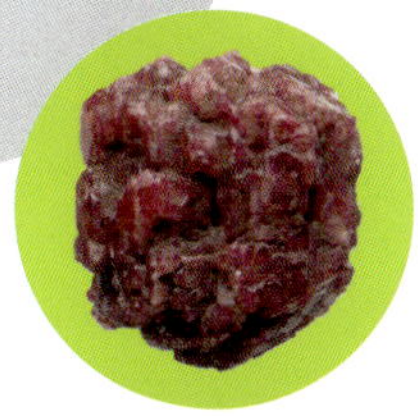

镁 0.05%

镁使得骨骼坚固，促进肌肉收缩。对于许多种酶来说，镁元素也是不可缺少的。

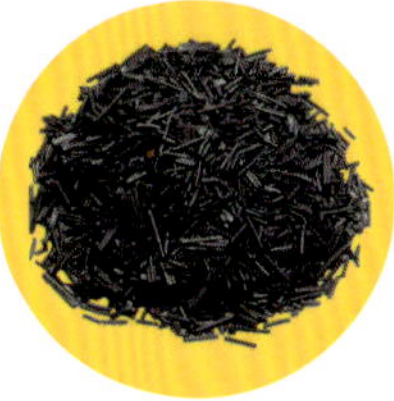

铁 0.008%

血液中的铁能够结合氧气，并将氧气运输到全身各处的细胞和组织中。你并不需要太多铁——一个成年人身体中的全部铁元素，仅够制造一枚铁钉。

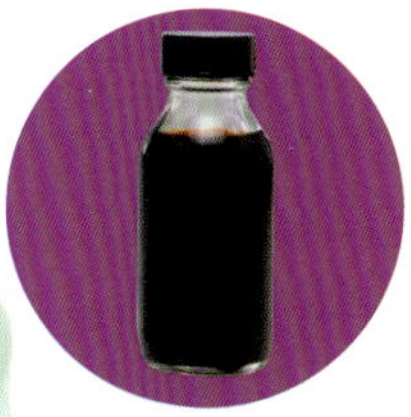

碘 0.00002%

尽管人体中的碘含量非常少，但在细胞产生能量的过程中，碘起到了重要的作用。如果没有碘，你的身体就会一团混乱。

各种各样的微量元素。

建造人体的“砖块”

如果将人体比作一栋房屋，那么，这栋“房屋”是由数以万亿的“砖块”——细胞建成的。如果将你身体里的细胞头尾相接，长度甚至能绕地球好几圈！第一次观察到细胞的科学家在显微镜下发现，这些微小的结构如同一个个小室，细胞因此而得名。

要想填满这个句号，至少需要40个细胞！

细胞的结构

细胞既微小又精巧，令人不可思议。人体中的细胞有着各种各样的形状和大小，每种细胞都有自己独特的功能。

细胞核

细胞核是细胞的控制中心。在细胞核中，含有重要的遗传物质——DNA，人体的形态、功能、如何运转都取决于DNA中的遗传信息。

细胞质

细胞质是一种黏稠的胶状液体，细胞核、线粒体等细胞器悬浮其中。

细胞膜

细胞膜是围绕在细胞外侧的一层薄膜，控制各种物质进出细胞。

线粒体

你吃掉的食物中含有营养素，这些营养素在线粒体中与氧气反应，产生能量，为细胞提供动力。绝大多数的能量来自葡萄糖或者脂肪。这些分子通过半透性的细胞膜进入细胞内部。

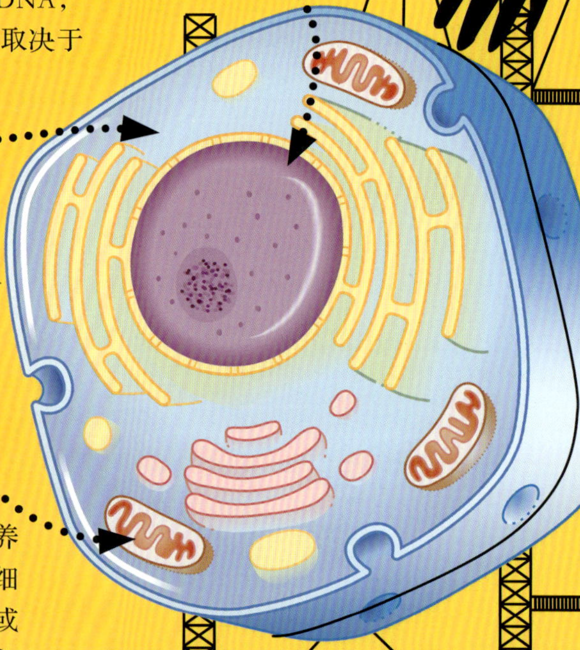

你可知道，你吃的东西会影响到

人体中含有200多种不同类型的细胞。虽然不同种类的细胞形形色色，但它们都需要基本的组成成分。下面介绍了一些人体中最重要的细胞类型，以及它们所需的物质和元素。

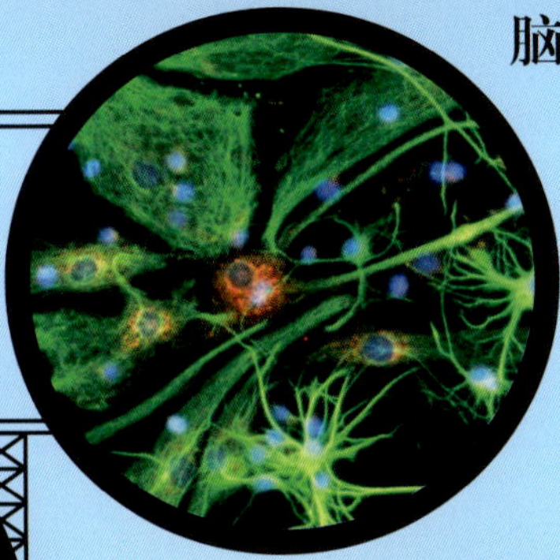

脑细胞

大脑和神经系统的60%都是由脂类构成的。所以，适量进食健康的油脂，对大脑很有益处。ω-3脂肪酸是非常重要的脂类，可以说，它们是大脑的“食物”。

ω-3 脂肪酸

ω-3脂肪酸常见于富含油脂的鱼肉中，比如新鲜的金枪鱼、鲭鱼、三文鱼，核桃油和亚麻油中也含有ω-3 脂肪酸。

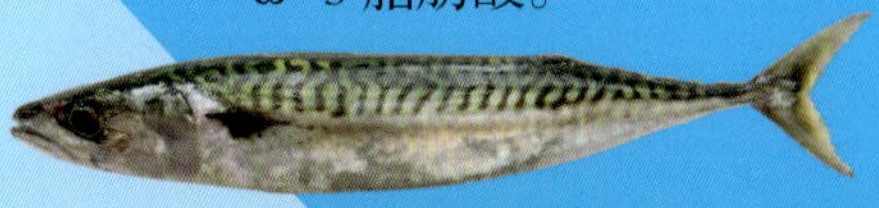

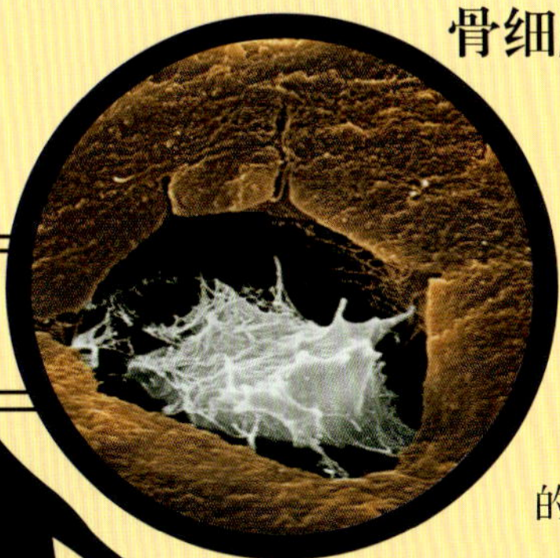

骨细胞

对于骨骼来说，钙是非常重要的矿物质。钙的存在让骨骼非常坚固。神经和肌肉的正常运转需要钙，健康的牙釉质中也含有大量的钙。

钙

牛奶等食物中含有丰富的钙，钙能维持骨骼的强健。

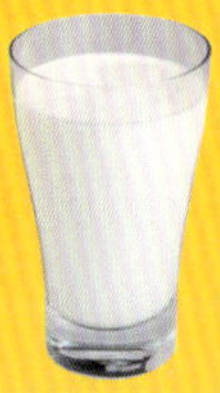

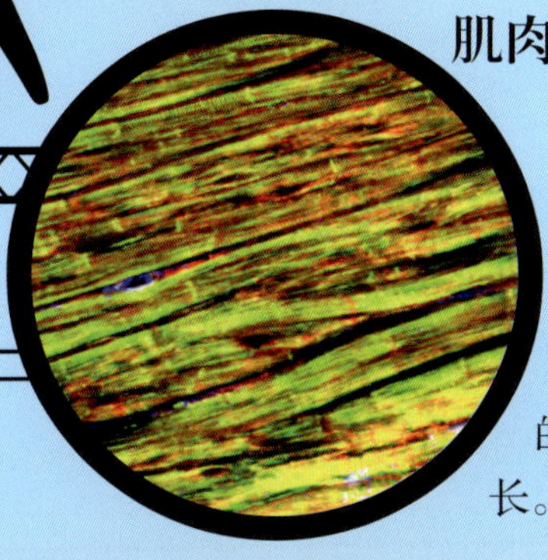

肌肉细胞

肌肉细胞由大量的蛋白质构成。定期锻炼、均衡膳食，可以让肌肉更加强健；富含蛋白质的饮食能够帮助肌肉生长。

蛋白质

高蛋白质的食物，比如鸡蛋，能提供丰富的氨基酸，满足肌肉的生长需求。

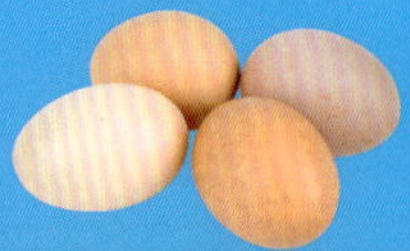

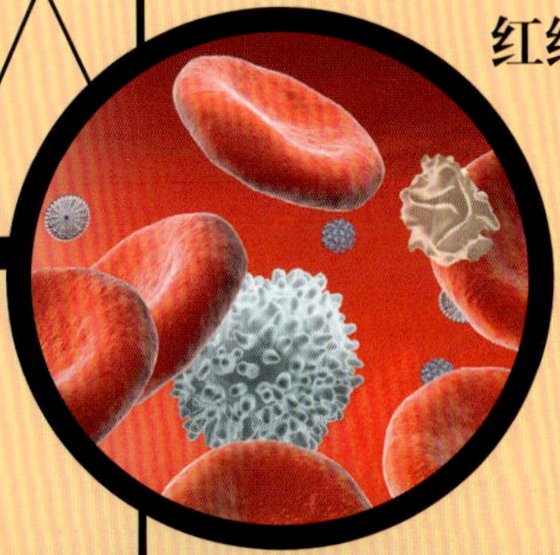

红细胞

红细胞将氧气运输到全身各处，而氧气对于生命活动来说是必不可少的。铁元素能够帮助红细胞运载氧气。

铁

绿叶蔬菜、红肉、动物肝脏和贝类含有丰富的铁。

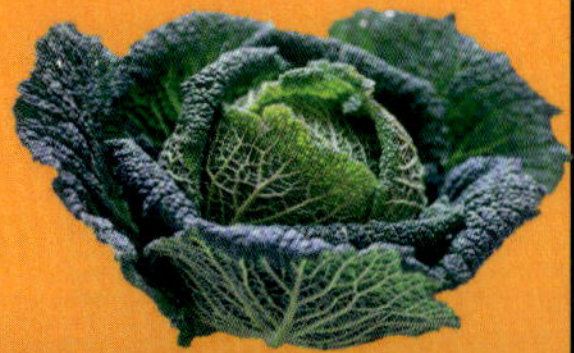

身体的燃料

机器需要燃料来提供动力，同样，我们的身体要想活动、生长、发育，也需要能量来源，这就是食物。食物为人体提供各种各样的营养素，包括碳水化合物、脂肪、蛋白质、维生素和矿物质。这些营养素起着不同的作用。蛋白质用于建造组织和器官，脂肪能够保持体温，储存脂溶性维生素，碳水化合物则提供身体所需的大部分能量。

你吃掉了什么?

你不能只吃固定种类的食物，只有饮食均衡，才能为你的身体提供全面的营养和充足的能量。

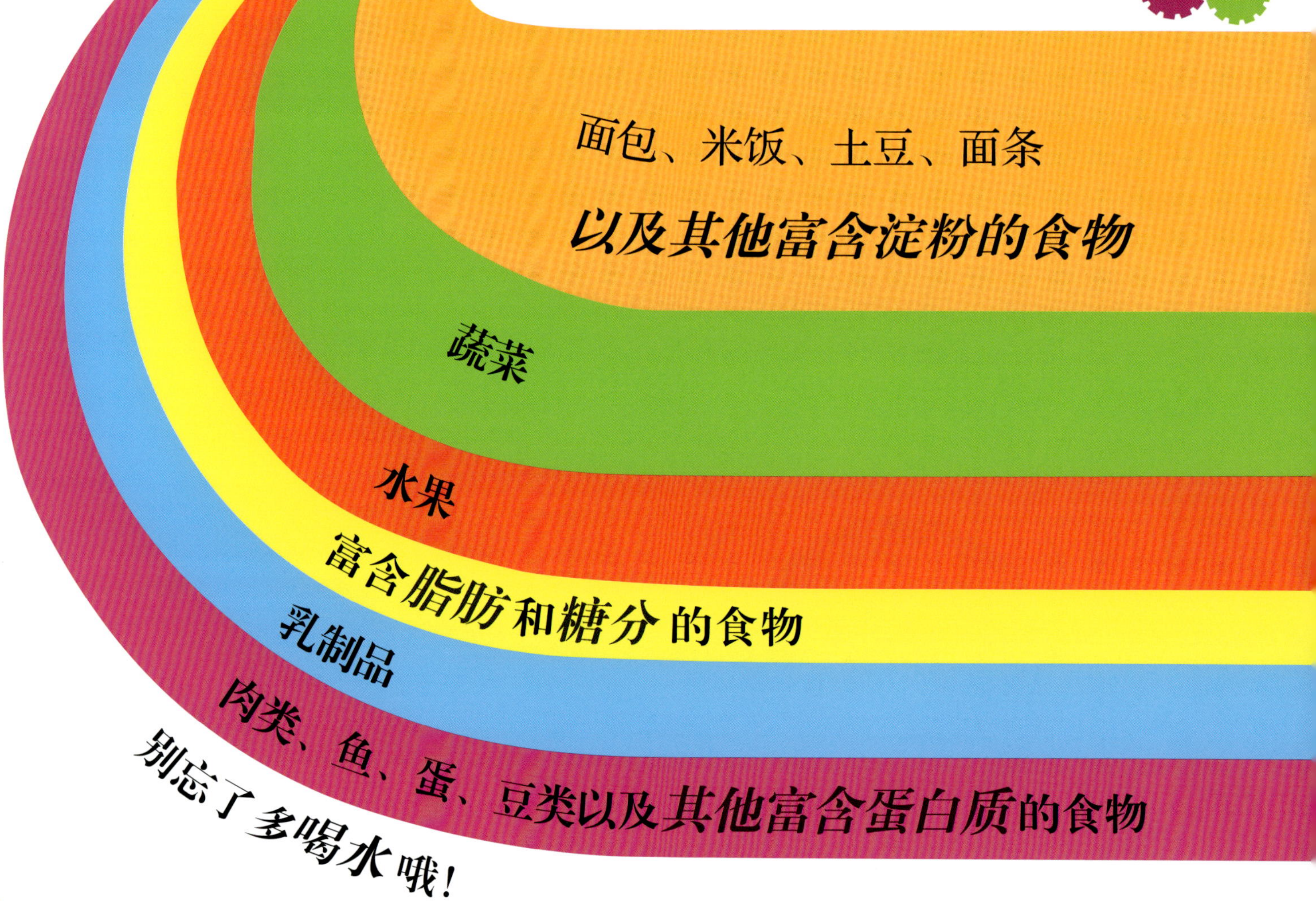

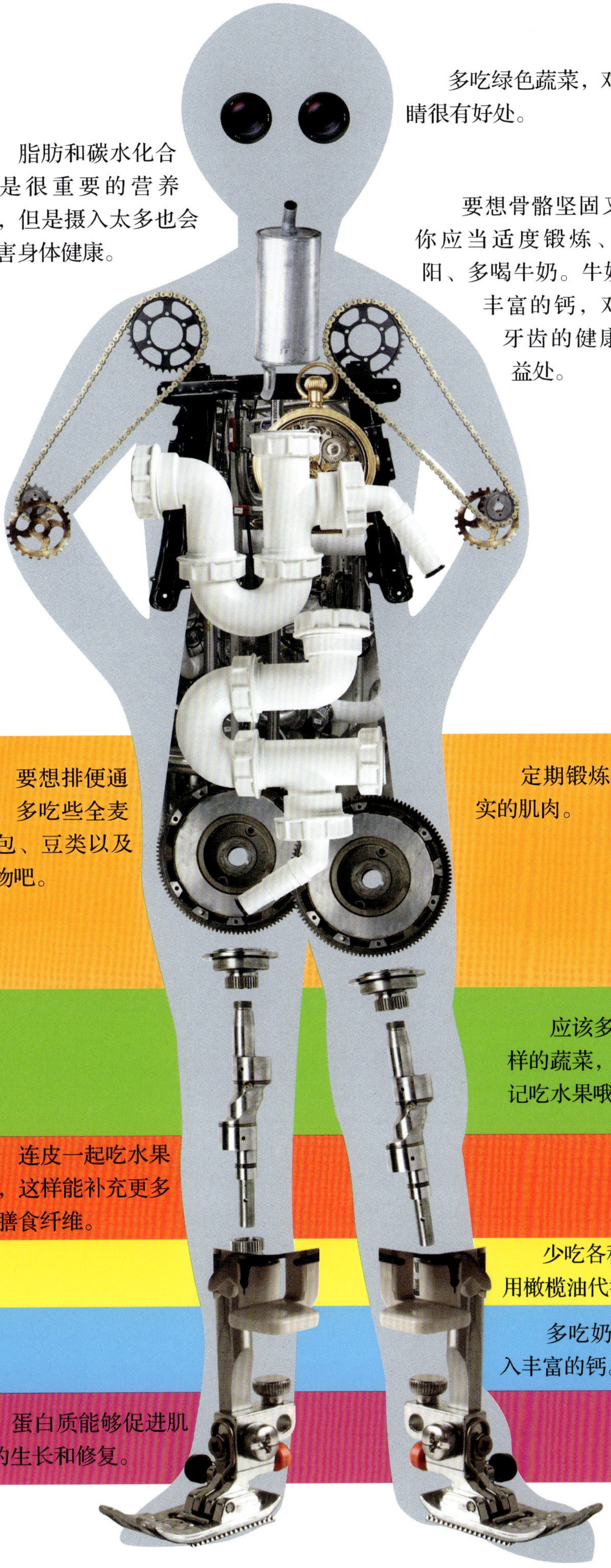

身体的“燃料”有哪些？

碳水化合物

淀粉类食物含有大量的碳水化合物，包括燕麦片、全麦面包、米饭、面条、谷类、豆类和土豆，等等。这些食物为所有细胞提供了充足的葡萄糖作为能量来源。

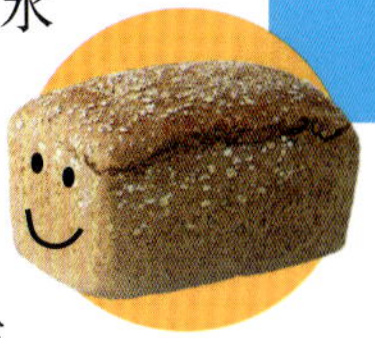

蔬菜

蔬菜——包括新鲜蔬菜、冷冻蔬菜和蔬菜罐头，都富含维生素和矿物质。多吃蔬菜对身体很有好处，比如帮助消化，保护视力，等等。

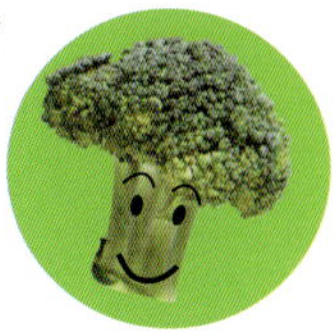

水果

快来享受多彩又美味的水果吧！水果能提供充足的膳食纤维以及重要的营养素，比如维生素和矿物质。水果中还含有保护细胞免受自由基伤害的化合物。

脂肪和糖

西餐中包括黄油、植物油、蛋黄酱、糖果、薯片、饼干、饮料，不过这些东西可不能多吃。你可以试试更健康的选择，比如牛油果或者油脂丰富的鱼肉。这些食物能提供能量、维生素A和维生素D，以及不可缺少的有益脂类。

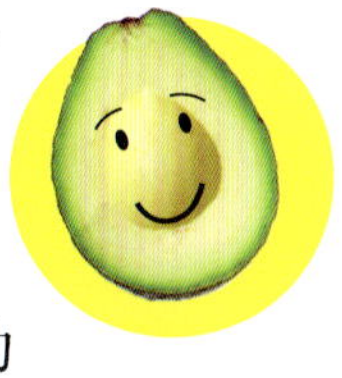

钙

乳制品包括牛奶、奶酪和酸奶，这些食物富含钙质，而钙能使你的骨骼和牙齿坚固。除了钙之外，乳制品还能提供维生素B_{12}。

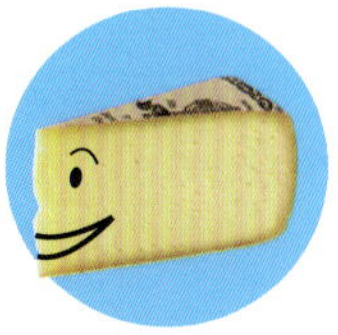

蛋白质

肉类、鱼、奶酪、牛奶、蛋、坚果和大豆等食物中含有丰富的蛋白质。蛋白质是我们身体生长、修复和维持健康的必备物质。

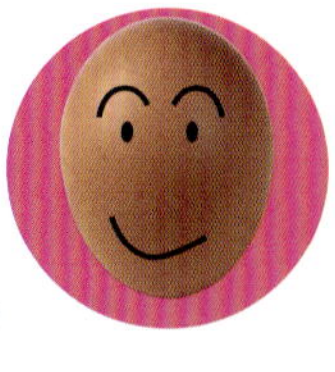

我饿了

你什么时候想吃东西，由你的身体需要多少能量，以及你所吃食物的营养含量决定。不过，还有很多种因素能够触发饥饿的感觉，一起来看看吧。

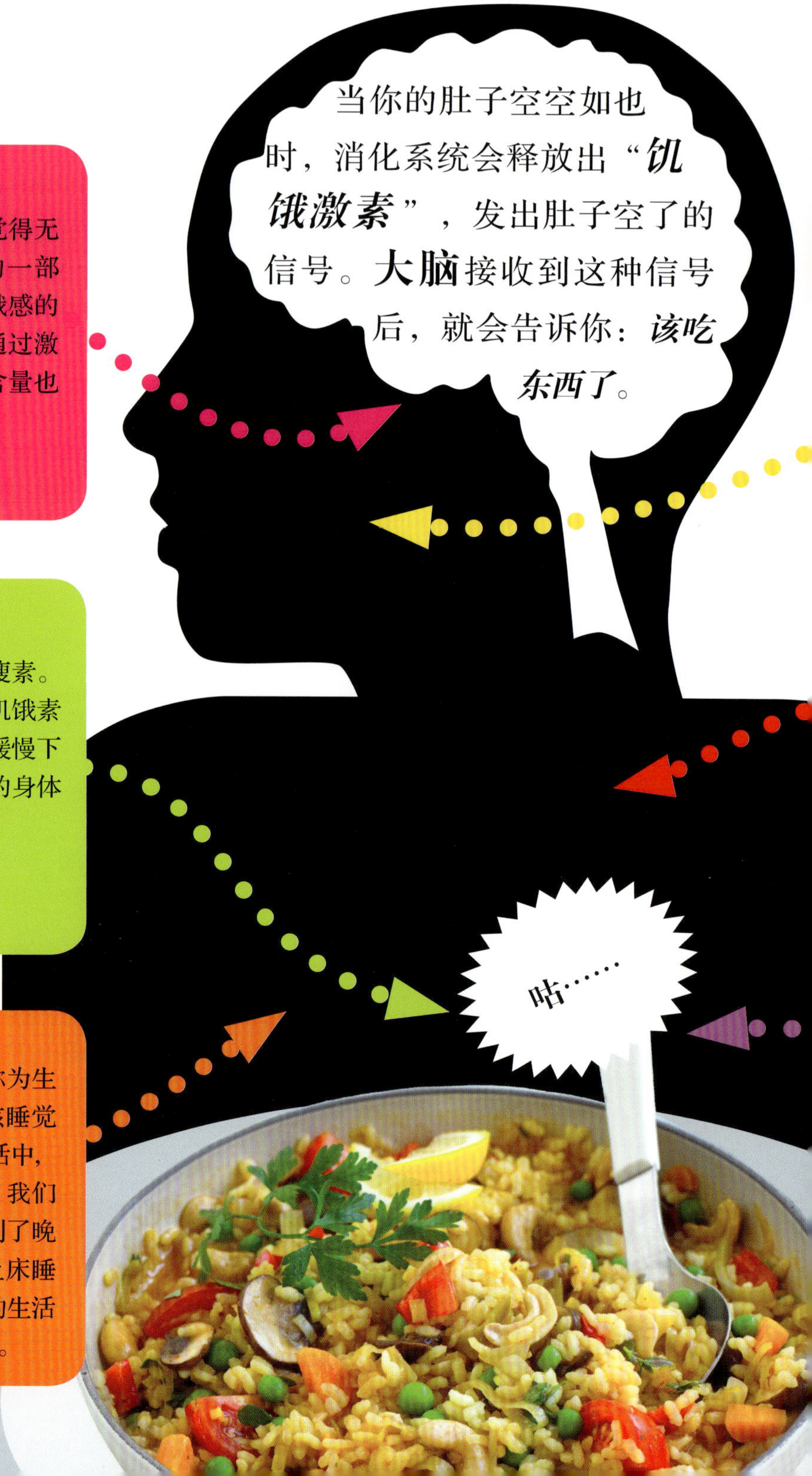
当你的肚子空空如也时，消化系统会释放出“**饥饿激素**”，发出肚子空了的信号。**大脑**接收到这种信号后，就会告诉你：*该吃东西了*。
咕……

该吃东西啦！

当你饿了时，胃会开始“咕咕”叫，你会觉得无精打采，甚至有点头晕。饥饿感，是由大脑的一部分——下丘脑控制的。消化系统能释放有关饥饿感的激素，而下丘脑会对这种激素产生应答。大脑通过激素的水平了解你现在是饥是饱。血液中的血糖含量也能触发大脑的饥饿感。

有关饥饿的激素

有两种控制食欲的激素，分别为胃饥饿素和瘦素。胃饥饿素主要由胃产生，当你饿肚子的时候，胃饥饿素的含量会迅速上升，而在饱餐之后的几个小时内缓慢下降。瘦素由肠道产生，它的作用是告诉大脑：你的身体内储存了足够的能量。

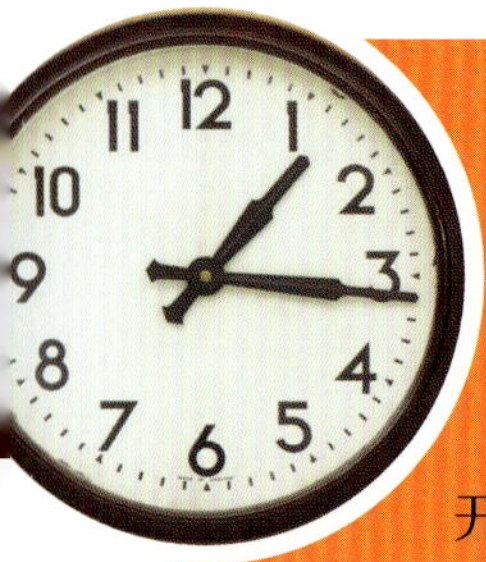

按时吃饭

我们的身体具有内在的节律，称为生物钟。生物钟让我们知道什么时候该睡觉了，什么时候又该吃饭了。不过，在生活中，我们依然会借助于钟表。早上醒来后，我们开始吃早餐；到了中午则会吃午餐；而到了晚上，我们就会吃晚餐；几个小时之后，我们再上床睡觉。在每顿正餐之间，有时候还吃点小零食。不同的生活习惯也会形成不同的饮食规律，比如上夜班的人们。

饥饿和食欲并不是一回事。**消化系统**掌控饥饿的感觉，而**大脑**则负责产生食欲。

食物80%的风味来自嗅觉

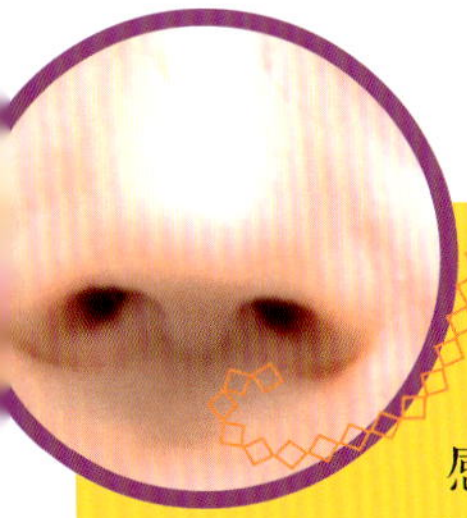

感觉开关

食物的形象和气味也能诱发饥饿感。刚刚烤好的面包散发出诱人的香气，一个新鲜的草莓红得娇艳欲滴，就算是你不饿的时候，是不是也很想吃一点？你可能有某种特别的口味偏好，比如喜欢甜或者咸的食物，如果没有满足你的口味偏好，你可能总觉得没吃饱。你不喜欢的食物是无法满足你的。

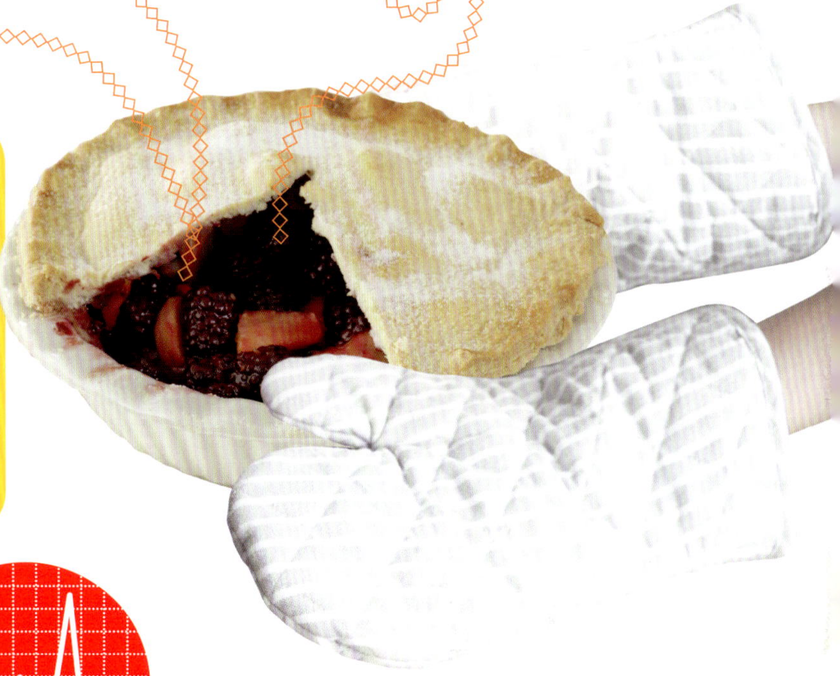

血糖

血液里的葡萄糖为人体中的细胞提供能量。血糖含量受到胰腺分泌的胰岛素的控制。一天之中，胰岛素的含量起起伏伏，在你吃饭之前降到最低点，而在饭后则开始升高。

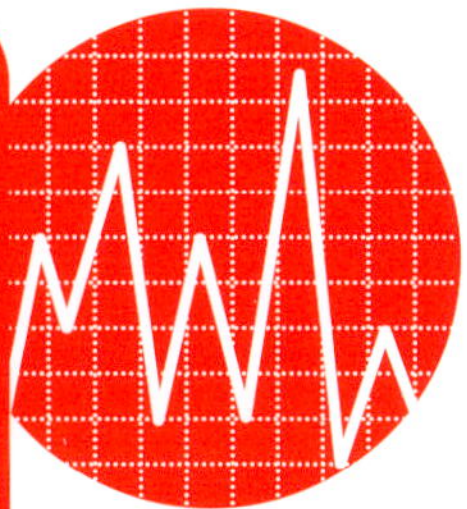

看起来好吃吗？

咕咕叫的肚子

胃每隔一段时间就会收缩一次，即使是在空的状态下。当胃里没有食物时，胃部收缩就会挤压其中的空气，形成“咕咕”的声音。这种“咕咕”的叫声在医学上称为“肠鸣音”。

食物的颜色

食物的颜色会影响你的食欲吗？如果你面前有一个红色的苹果和一个蓝色的苹果，绝大多数人都会选择红色的苹果，因为这种颜色令人更有食欲。天然食物很少是蓝色的，蓝色通常来自一些人工添加剂。很早以前，大多数胡萝卜都是紫色的，但是人们更喜欢橘红色的胡萝卜，这样的胡萝卜“看起来”更好吃，因此现在的胡萝卜都是橘红色的了。

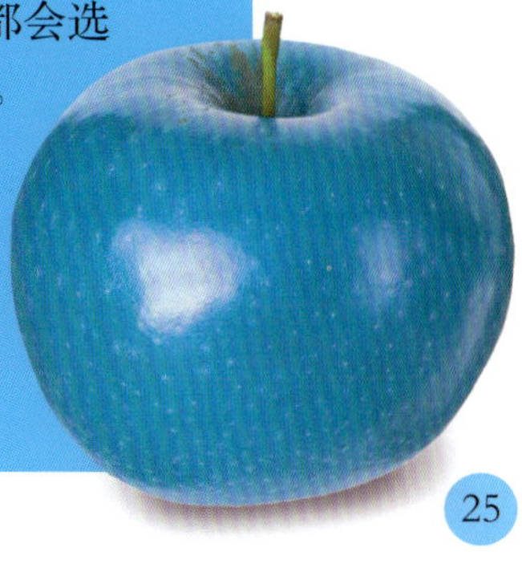

吃个痛快

你吃下去的食物不能立即被身体利用。食物首先会在消化系统中经历一段长长的旅程。在这个过程中，食物转化成小分子营养素，吸收进入血液，然后运送到全身各处的组织和细胞。

胃在空着的时候，大约为一个拳头大小，但是吃饱了以后能***扩张到一个足球大小***。

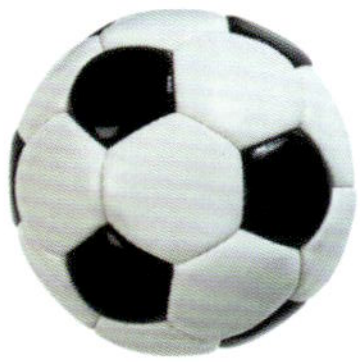

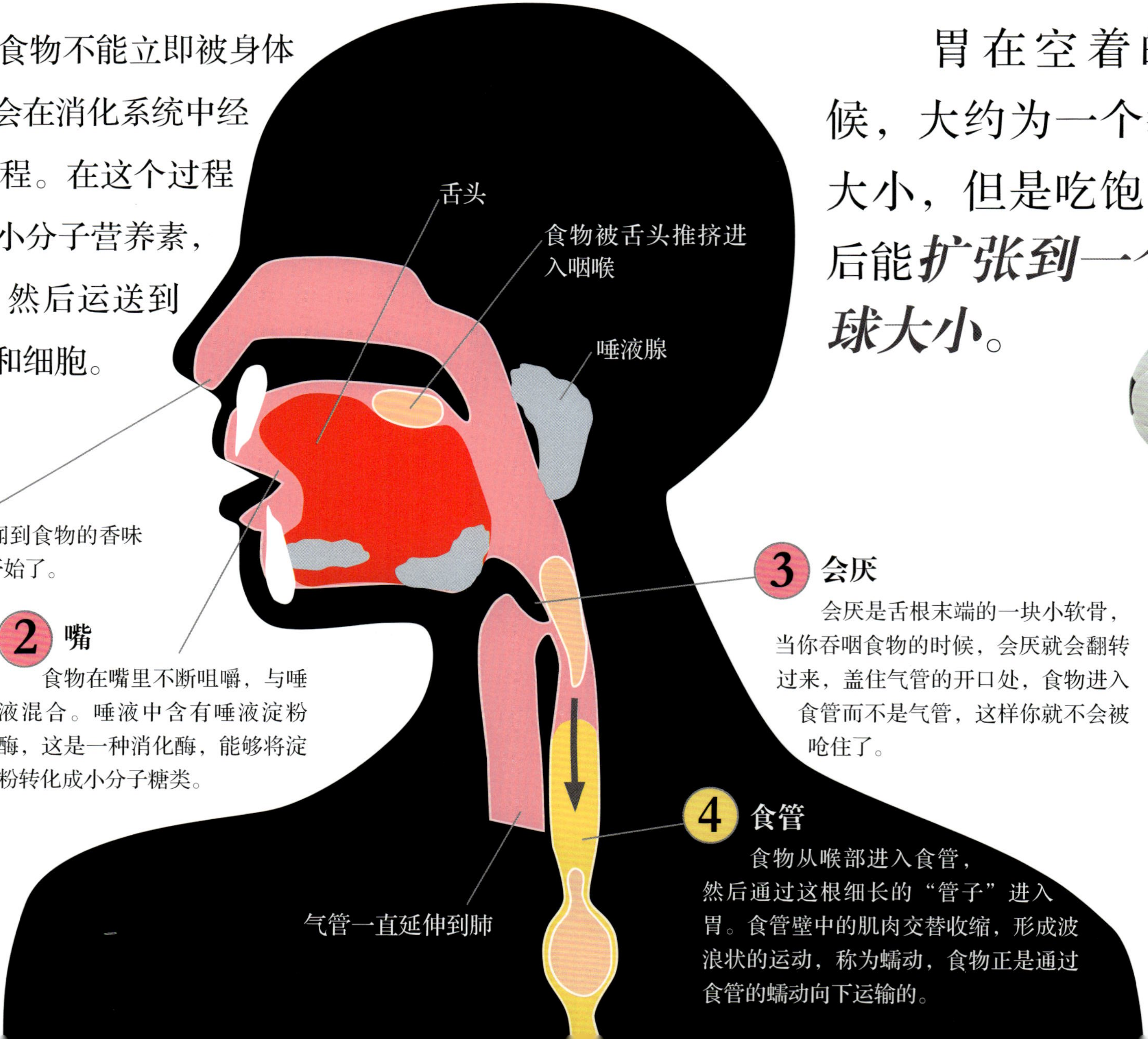

1 鼻子

当你的鼻子闻到食物的香味时，消化过程就开始了。

2 嘴

食物在嘴里不断咀嚼，与唾液混合。唾液中含有唾液淀粉酶，这是一种消化酶，能够将淀粉转化成小分子糖类。

3 会厌

会厌是舌根末端的一块小软骨，当你吞咽食物的时候，会厌就会翻转过来，盖住气管的开口处，食物进入食管而不是气管，这样你就不会被呛住了。

4 食管

食物从喉部进入食管，然后通过这根细长的“管子”进入胃。食管壁中的肌肉交替收缩，形成波浪状的运动，称为蠕动，食物正是通过食管的蠕动向下运输的。

食物完全通过**胃**和小肠，需要***6~7小时***。

5 胃

胃是一个极富伸缩性的肌肉质囊袋，能够分泌酸性胃液和消化酶。食物在胃中继续进行消化过程。

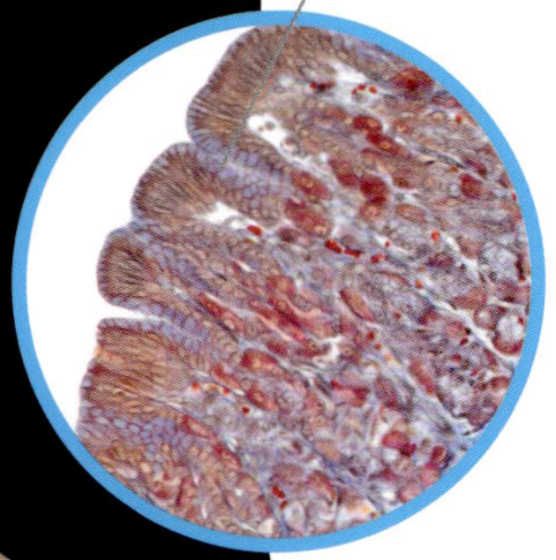

胃部内壁上微小的凹陷处分泌酸性的胃液。

6 胆囊

胆囊储存肝脏分泌的胆汁，在消化过程中将胆汁排入小肠。

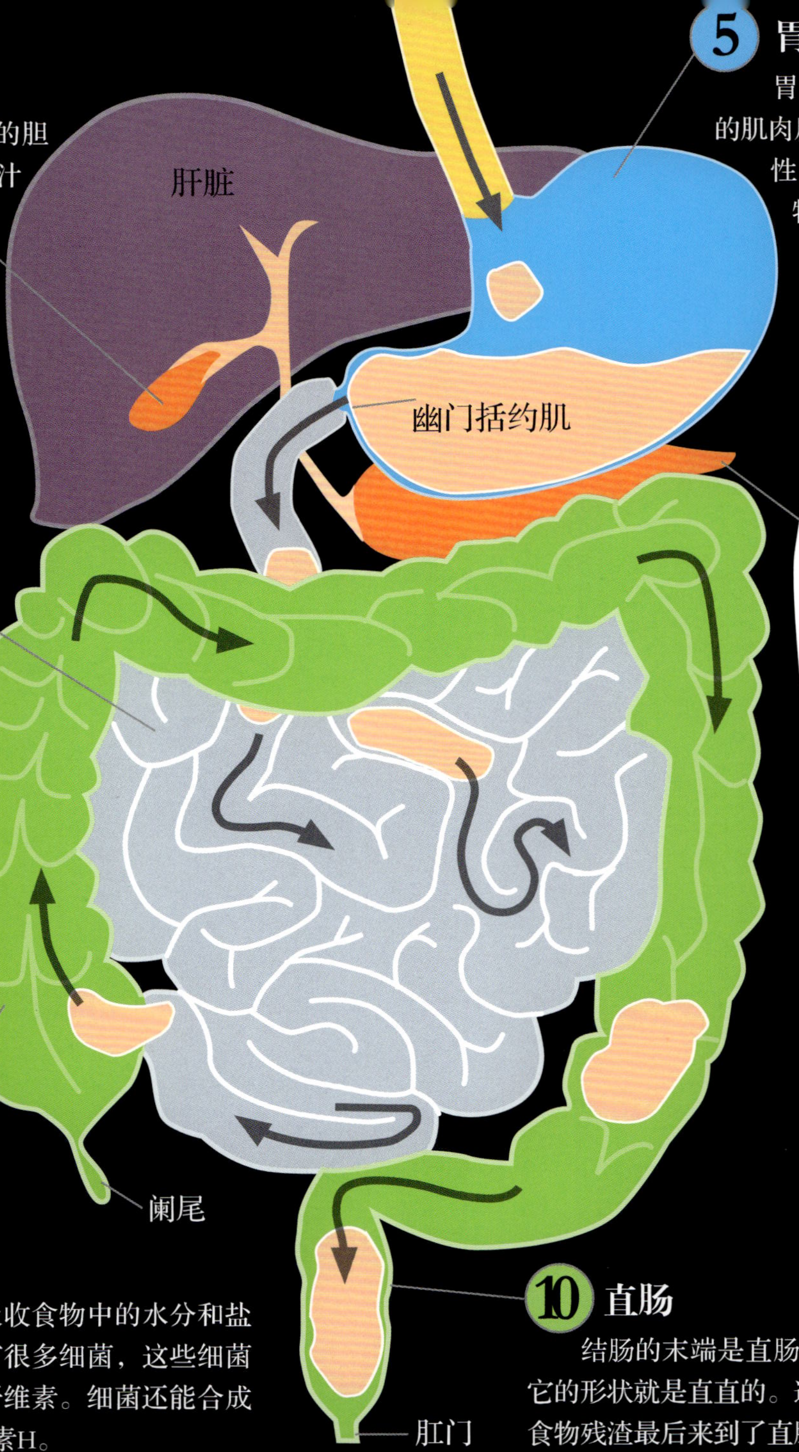

7 胰脏

胰脏分泌消化酶，排入小肠。胰脏还可以合成胰岛素。胰岛素能够调节人体中的血糖平衡。

8 小肠

当食物缓缓经过小肠时，营养素就会通过小肠壁被吸收。营养素进入血液循环，运送到全身各处。

小肠内壁上覆盖着一层指状突起，称为小肠绒毛。小肠绒毛能够增加小肠内壁的表面积——平均一个成年人可达40平方米，大约为半个羽毛球场那么大。

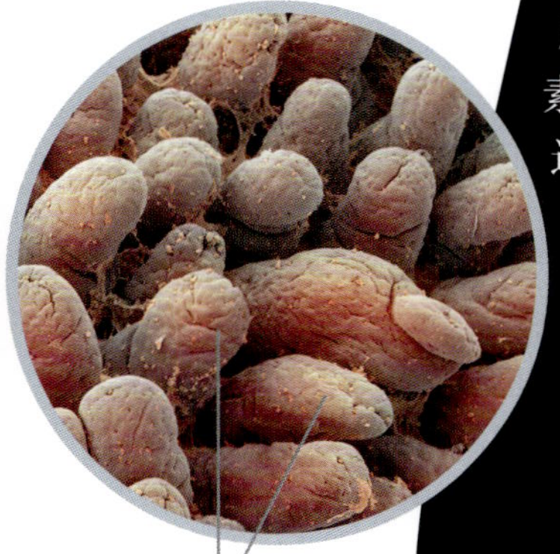

9 大肠

大肠能够吸收食物中的水分和盐分，大肠里还有很多细菌，这些细菌能够部分分解纤维素。细菌还能合成维生素K和维生素H。

10 直肠

结肠的末端是直肠，顾名思义，它的形状就是直直的。通过肠蠕动，食物残渣最后来到了直肠。直肠发送信号给大脑告诉你：该排便了。

人体中的化学实验室

人体消化食物的过程，与实验室中发生的化学实验很相似。胃就像一个混合器，将食物搅拌成一种黏稠的物质，称为“食糜”。

一点点这些，一点点那些

进入胃中的食物被胃液消化分解：在胃酸的帮助下，一种称为胃蛋白酶的消化酶开始分解蛋白质。食物逐渐转化为浓汤一样的食糜，随后便来到了十二指肠，这里是小肠的最前端。由肝脏分泌、被胆囊储存的胆汁排入小肠，帮助消化分解脂肪。同时，胰腺分泌出碱性的消化液，中和胃酸。在液态食糜通过小肠的过程中，营养素通过小肠内壁上的微小指状突起——小肠绒毛吸收，进入血液。

继续向前

肠道中的肌肉收缩，不断地搅拌食物，让食物沿着长长的小肠向前输送，称为“肠蠕动”。这种运动方式呈波浪状，挤压食物向前移动，一直来到大肠。

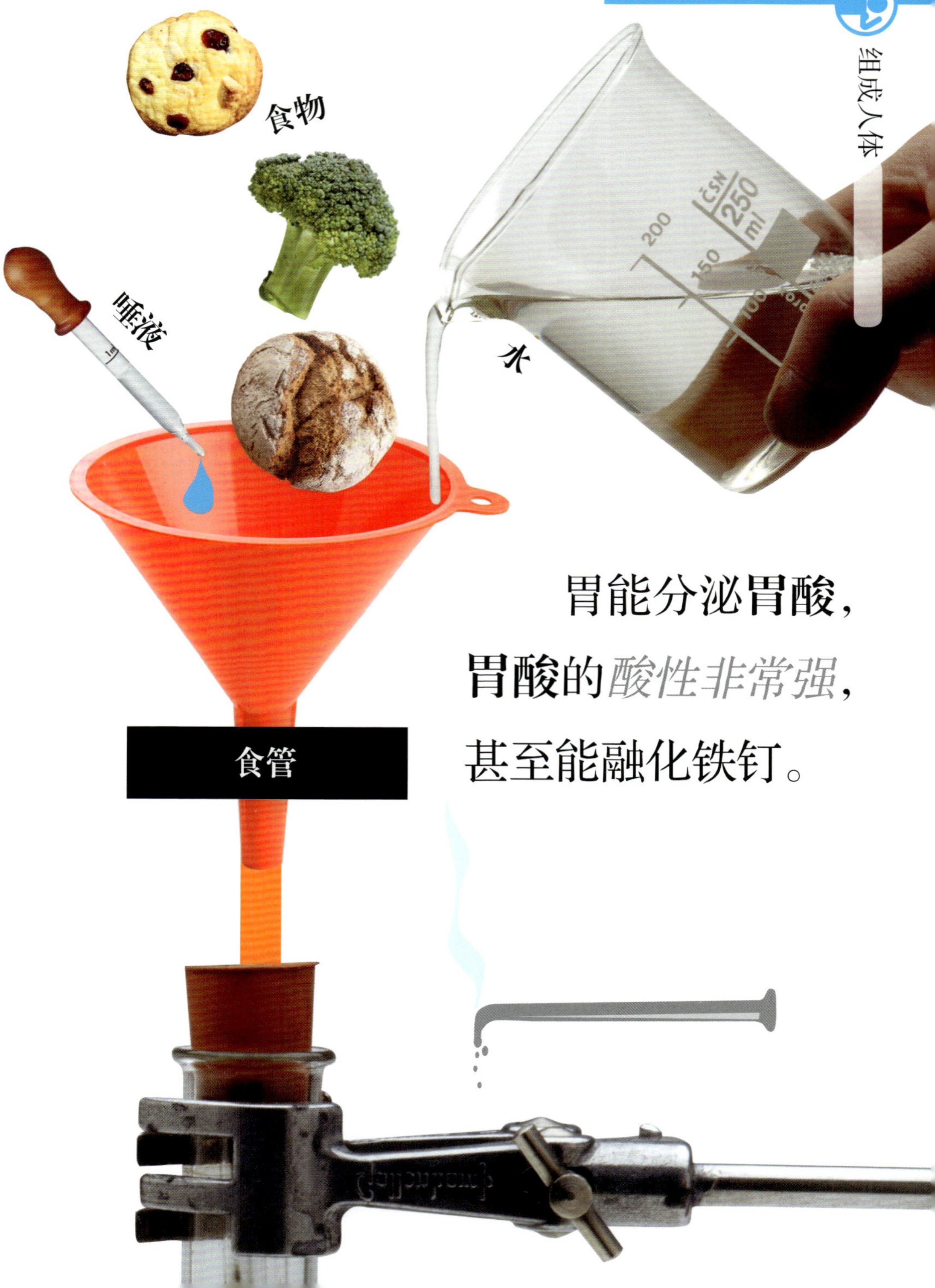

胃能分泌胃酸，胃酸的酸性非常强，甚至能融化铁钉。

胃壁覆盖着一层黏液，以免它被自己的胃液“消化”掉。黏液是胃壁中的一种**特殊细胞**产生的。

胰腺

胰腺分泌的各种消化酶进入小肠，进一步消化食物。

肝

肝分泌的胆汁进入小肠，帮助消化脂肪。

幽门括约肌

环状的幽门括约肌收缩，让食糜通过，进入小肠。

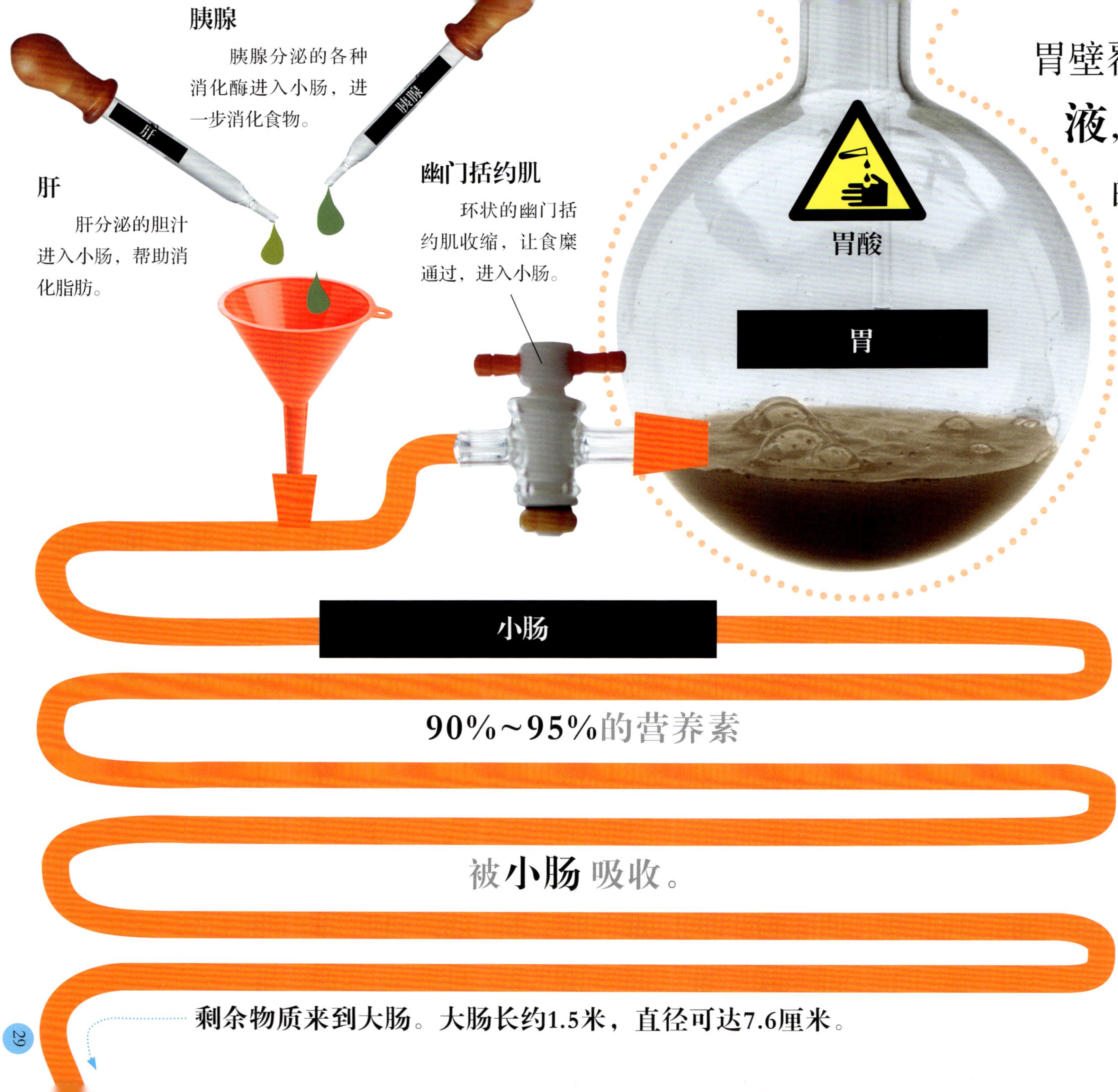

90%~95%的营养素

被**小肠**吸收。

剩余物质来到大肠。大肠长约1.5米，直径可达7.6厘米。

上下颠倒

肠道在输送食物时节律性的运动——肠蠕动，是一种无意识运动，大脑无法控制。即使你倒立着喝水、吃东西，肠蠕动依然会让食物沿着正确的方向移动。不过，为了安全，最好不要这么尝试哦！

肚子空空

如果没有食物

能存活多长时间?

如果没有水，人只能存活几天；而如果没有食物但是有水，人存活的时间会长一些，在能保证充足饮水的情况下，甚至可以长达2个月。存活时间的长短，取决于气温的高低，以及身体是否运动。人体储备了越多的能量，存活时间就越久。耗尽人体储备的能量之后，身体就会开始动用重要器官中的蛋白质，比如心脏。

成年人在静止状态下，*以体温形式*产生的热量足够点亮一只灯泡*几分钟*。

冬眠

熊等动物为了度过缺少食物的严冬，会在秋天大吃特吃，积累脂肪，然后进入冬眠。冬眠过程中，动物的体重会逐渐下降40%，但它们的肌肉和重要器官都不会受损。

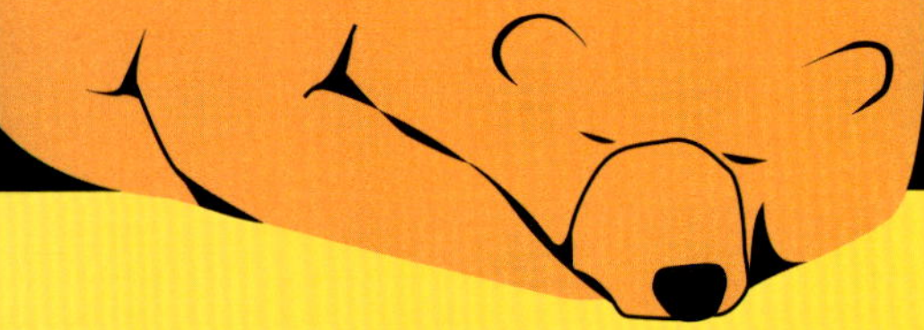

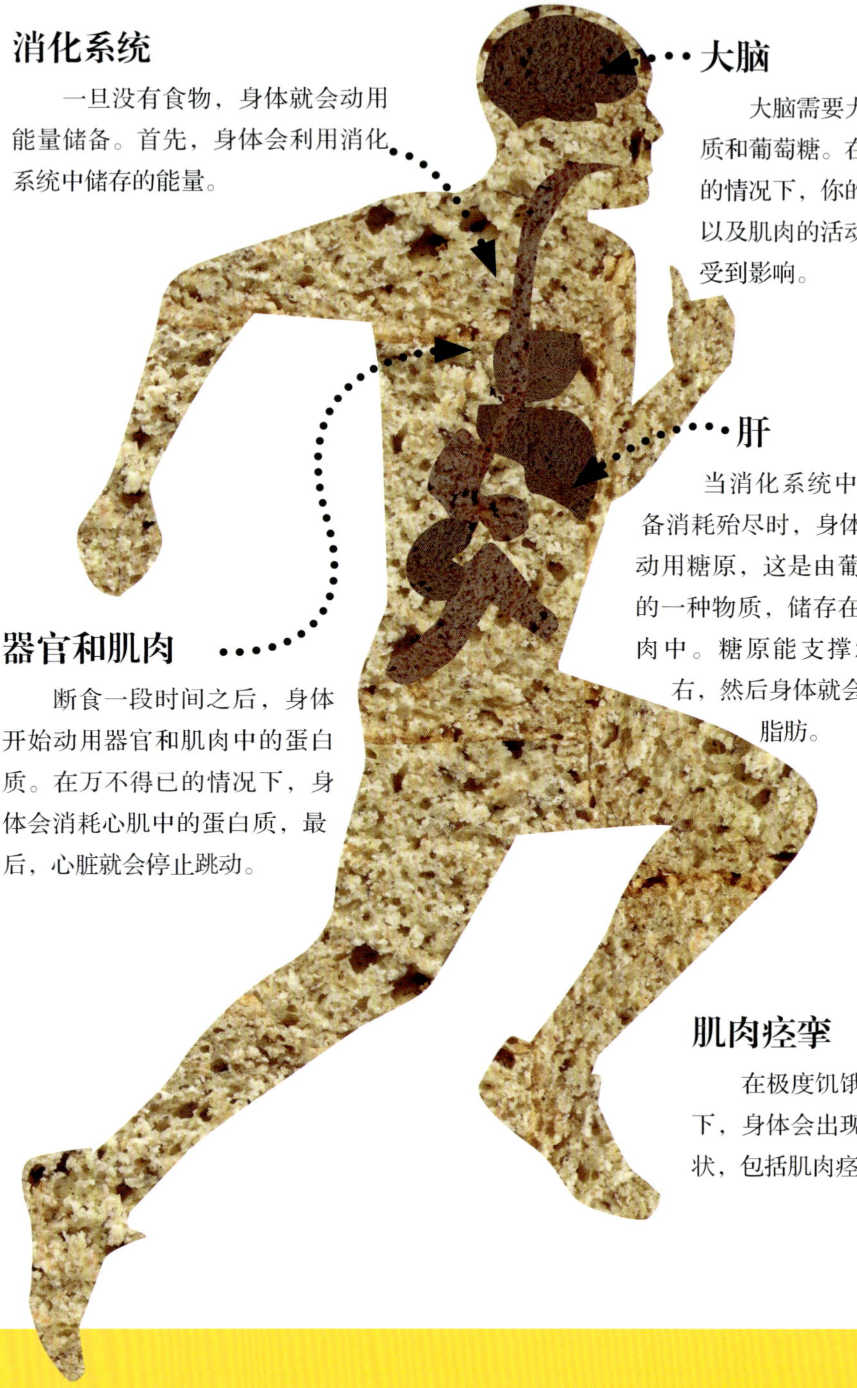

消化系统

一旦没有食物，身体就会动用能量储备。首先，身体会利用消化系统中储存的能量。

大脑

大脑需要大量的蛋白质和葡萄糖。在缺少食物的情况下，你的记忆力，以及肌肉的活动能力都会受到影响。

肝

当消化系统中的能量储备消耗殆尽时，身体就会开始动用糖原，这是由葡萄糖形成的一种物质，储存在肝脏和肌肉中。糖原能支撑24小时左右，然后身体就会开始燃烧脂肪。

器官和肌肉

断食一段时间之后，身体开始动用器官和肌肉中的蛋白质。在万不得已的情况下，身体会消耗心肌中的蛋白质，最后，心脏就会停止跳动。

肌肉痉挛

在极度饥饿的情况下，身体会出现种种症状，包括肌肉痉挛等。

如果你感觉发冷，身体很快就会消耗更多能量。

人类需要进食、喝水。没有食物和水，我们就没有能量来完成各项机体功能。所有细胞、组织和器官都需要水。如果没有足够的食物或水，这是个很严重的问题——我们将无法生存。

为什么要喝水

唾液

唾液中98%都是水。唾液能够湿润食物，有助于吞咽；唾液中还含有消化酶，参与消化过程的第一阶段。

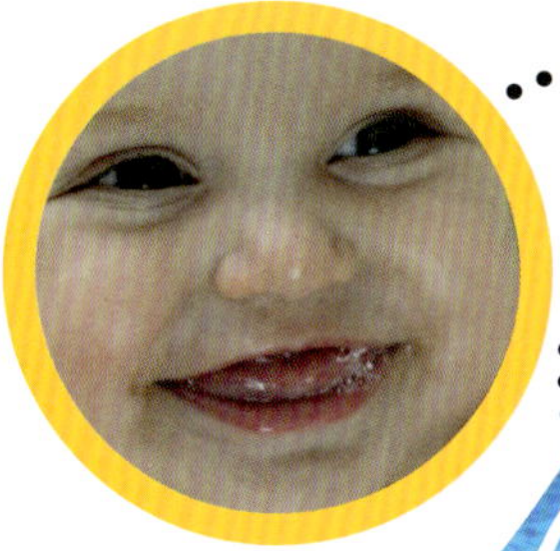

汗水

汗水绝大部分由水组成，其中溶解有少量的盐分。出汗能够帮助身体散热。

大脑

大脑浸泡在液体中，这对于维持大脑的正常运转非常重要。液体环境有助于大脑的记忆、心智等功能。

成年人身体中60%都是水。

肺

在呼吸过程中，氧气进入血液中，二氧化碳随之排出。人体呼出的气体中除了二氧化碳，还含有大量的水蒸气。天气寒冷时，你会呼出白气，这就是呼出气体中的水蒸气冷凝的结果。

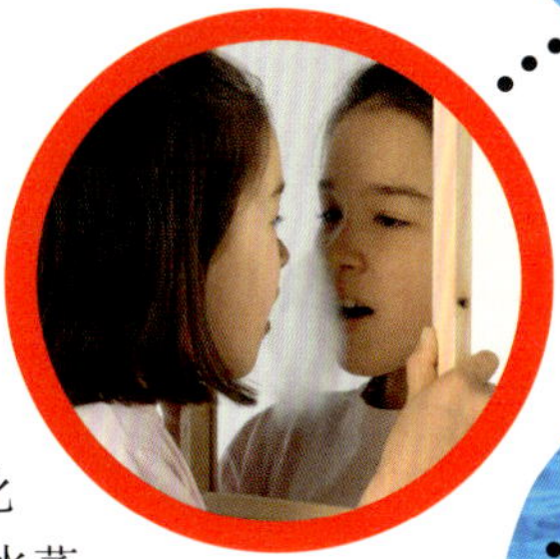

肾

肾过滤血液中的废弃物，平衡人体中的水分含量，是非常重要的器官。

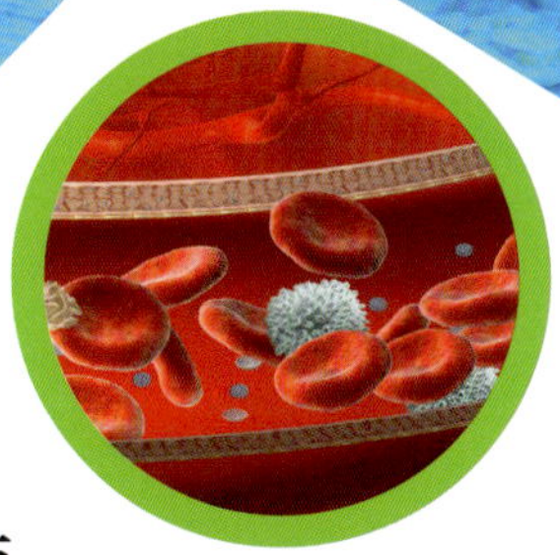

大肠

充足的水分帮助食物残渣在大肠中移动，并能预防便秘。

血液

血液为组织和细胞输送氧气和养分——血浆中92%都是水分。

水做的身体

对于机体来说，水是最重要的物质。血液、骨骼以及各种各样的器官中，水无处不在。当我们流汗、排尿以及呼吸的时候，会流失水分。人体摄入的水分，差不多有80%来自饮水，另外20%则来自食物，人体本身的新陈代谢还会产生很少的水分。人体的所有细胞都需要水，才能完成正常的生理功能。水还有一些特别的用途：帮助润滑关节、产生唾液和消化液、运载氧气等物质进出细胞，等等。

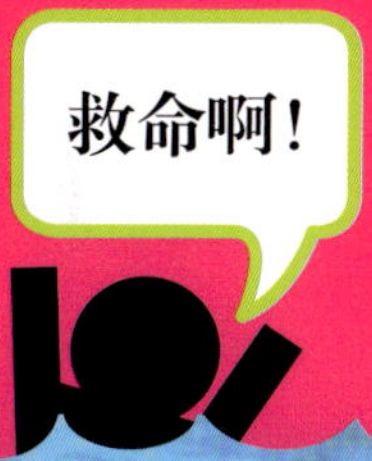

太多水

摄入太多的水，与水分太少一样，也会损害身体。当体内水分含量过多时，肾脏无法及时处理，血液就会被稀释。紧接着，多余的水会进入某些细胞内，造成这些细胞肿胀。大脑里可没有其他空间足够容纳这些膨大的细胞，这种情况可能是致命的，由于此时大脑不能正常工作，有些重要的功能（比如呼吸）一旦失控，就会造成严重的后果。

人体总是处于动态平衡状态。摄入人体的水分与排出体外的水分量相等。但是，在气候非常炎热时，或者进行大量运动之后，人体会因为流汗而流失大量水分。这时候，我们必须大量饮水，以免脱水。

人体一生的营养需要

我们的一生，都需要均衡丰富的饮食。不过，在人生特定的阶段，需要的营养各不相同，各有侧重。

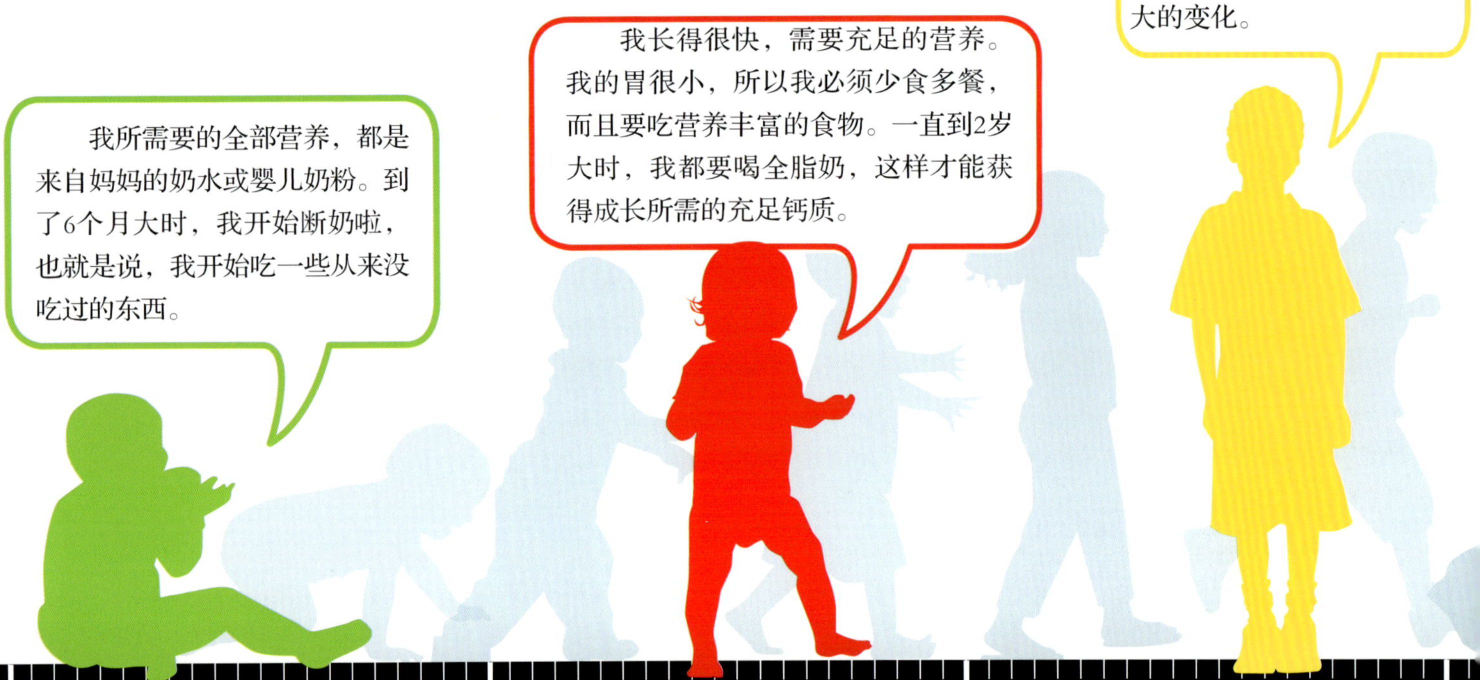
我的生长速度没有那么快了，不过我会在此时经历数个快速生长阶段。所以，我的食欲会产生很大的变化。
我长得很快，需要充足的营养。我的胃很小，所以我必须少食多餐，而且要吃营养丰富的食物。一直到2岁大时，我都要喝全脂奶，这样才能获得成长所需的充足钙质。
我所需要的全部营养，都是来自妈妈的奶水或婴儿奶粉。到了6个月大时，我开始断奶啦，也就是说，我开始吃一些从来没吃过的东西。

婴儿期

营养素

脂肪，蛋白质，维生素A、维生素C、维生素D等维生素和矿物质。

为什么需要这些营养？

让骨骼和肌肉更健康、更强壮，促进皮肤、头发和眼睛的生长。

如何摄入这些营养？

母乳或者婴儿配方奶粉中含有婴儿所需的全部营养素。从出生后直到6个月大时，婴儿完全依赖这些食物。

1~3岁

营养素

钙、铁和锌是这个阶段的关键矿物质，维生素A、维生素C、维生素D则是关键维生素。

为什么需要这些营养？

发展免疫系统，强健骨骼、牙齿和肌肉，形成健康的体魄。

如何摄入这些营养？

维生素主要通过肉、蛋和水果摄取。多吃蔬菜能补充钙质。而铁和锌则存在于豆类、鱼类和瘦肉中。

4~7岁

营养素

钙、锌等矿物质，B族维生素。

为什么需要这些营养？

钙质对骨骼和牙齿很有益处。B族维生素是体细胞正常运转必不可少的营养素，并能强健神经系统。

如何摄入这些营养？

牛奶、奶酪和酸奶中含有大量的钙。瘦肉和绿色蔬菜中则含有丰富的维生素。锌则存在于水果、蔬菜和鱼肉中。

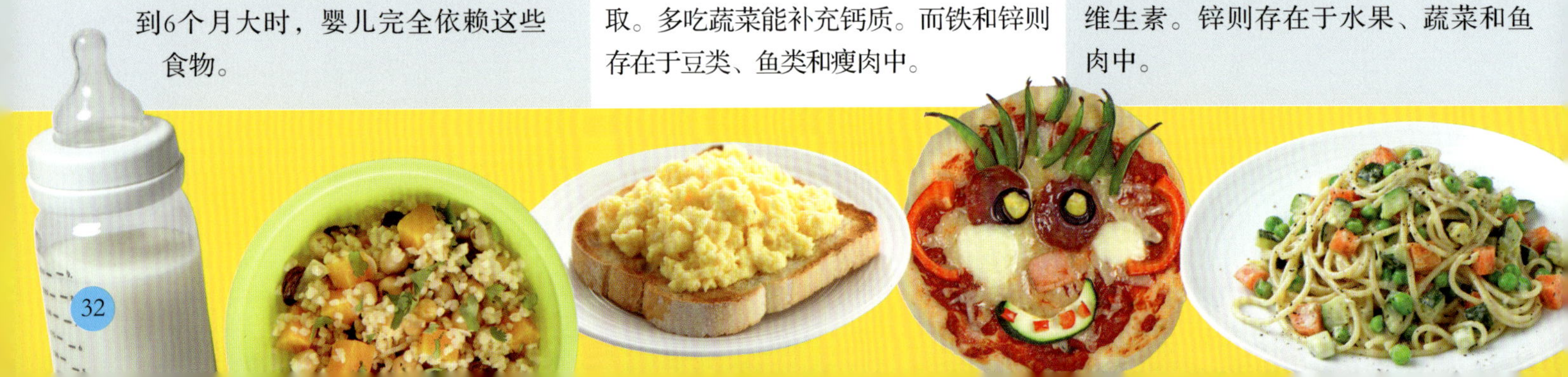

我的骨骼依然在生长，所以我的饮食中必须包含充足的钙质和维生素D，这样可以让骨骼长得更强健，在一生中才能更好地保护骨骼。

我有时候有点儿喜怒无常，还开始长青春痘了。这时候我应当多吃水果和蔬菜，摄入丰富的维生素和矿物质。当然啦，我的骨骼依然需要充足的钙质和维生素D。

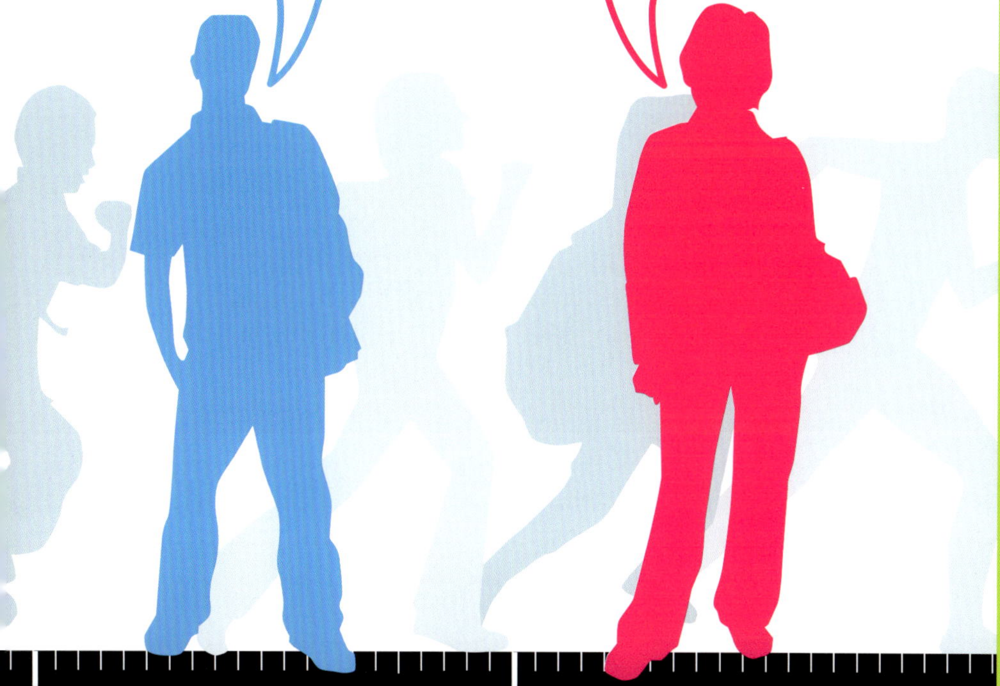

8~11岁

营养素

碳水化合物，脂肪，蛋白质，钙，锌，维生素A、维生素C、维生素E、B族维生素等。

为什么需要这些营养？

钙是骨骼和牙齿生长发育必需的矿物质。锌和各种维生素能增强免疫力。

如何摄入这些营养？

含有红肉类、禽类、鱼类、豆类、蛋类、五谷杂粮和绿色蔬菜的均衡饮食。

12~19岁

营养素

在青春期，钙、铁、维生素D和蛋白质是非常重要的营养素。

为什么需要这些营养？

钙和维生素D能帮助骨骼生长。铁是制造血液必需的营养元素。肌肉生长需要大量的蛋白质。

如何摄入这些营养？

肝脏、牛肉、五谷杂粮、绿叶蔬菜、坚果、蛋类、豆类和大豆制品中含有丰富的营养。

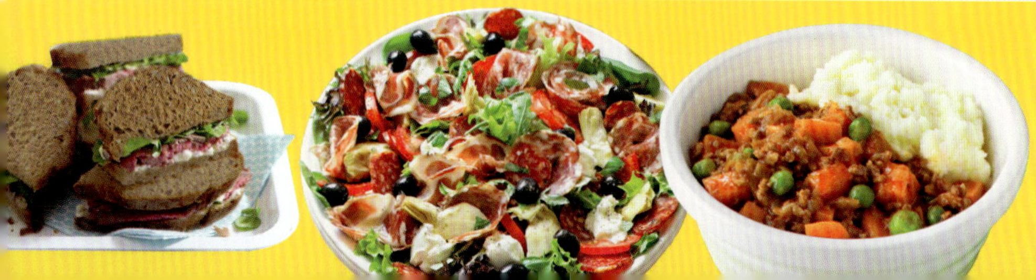

小问题

为什么早餐是一天中最重要的一顿饭？

你的身体无时无刻不在消耗能量，睡觉的时候也是如此。起床之后，吃些东西能补充失去的能量，让你的精力充沛起来，你会整天活力满满，也不想吃甜食等垃圾食品。水煮蛋和全麦吐司是不错的早餐选择。

为什么要多吃鱼肉？

多吃鱼肉对你的大脑发育很有益处，而且其中含有的丰富蛋白质能够帮助你的身体自我修复，保持良好的状态。多吃鱼肉还能降低某些疾病的患病风险。

我每天应该喝多少水？

每天最好能喝8~10杯水，尤其是在天气炎热时，或者是进行了大量的体育运动之后。

锻炼有什么好处呢？

锻炼有很多益处，比如让身体更有活力，控制体重，增大肺活量，强健心脏，提升睡眠质量，排出有害废物等。

睡觉之前可以吃什么东西呢？

在准备上床睡觉前最好不要吃任何东西。不过，晚餐时你可以吃一些富含色氨酸的食物。色氨酸是一种氨基酸，有助于睡眠。蛋白质丰富的食物中含有大量色氨酸。全麦意大利面、蔬菜和一点儿乳酪酱汁，是一顿不错的晚餐。

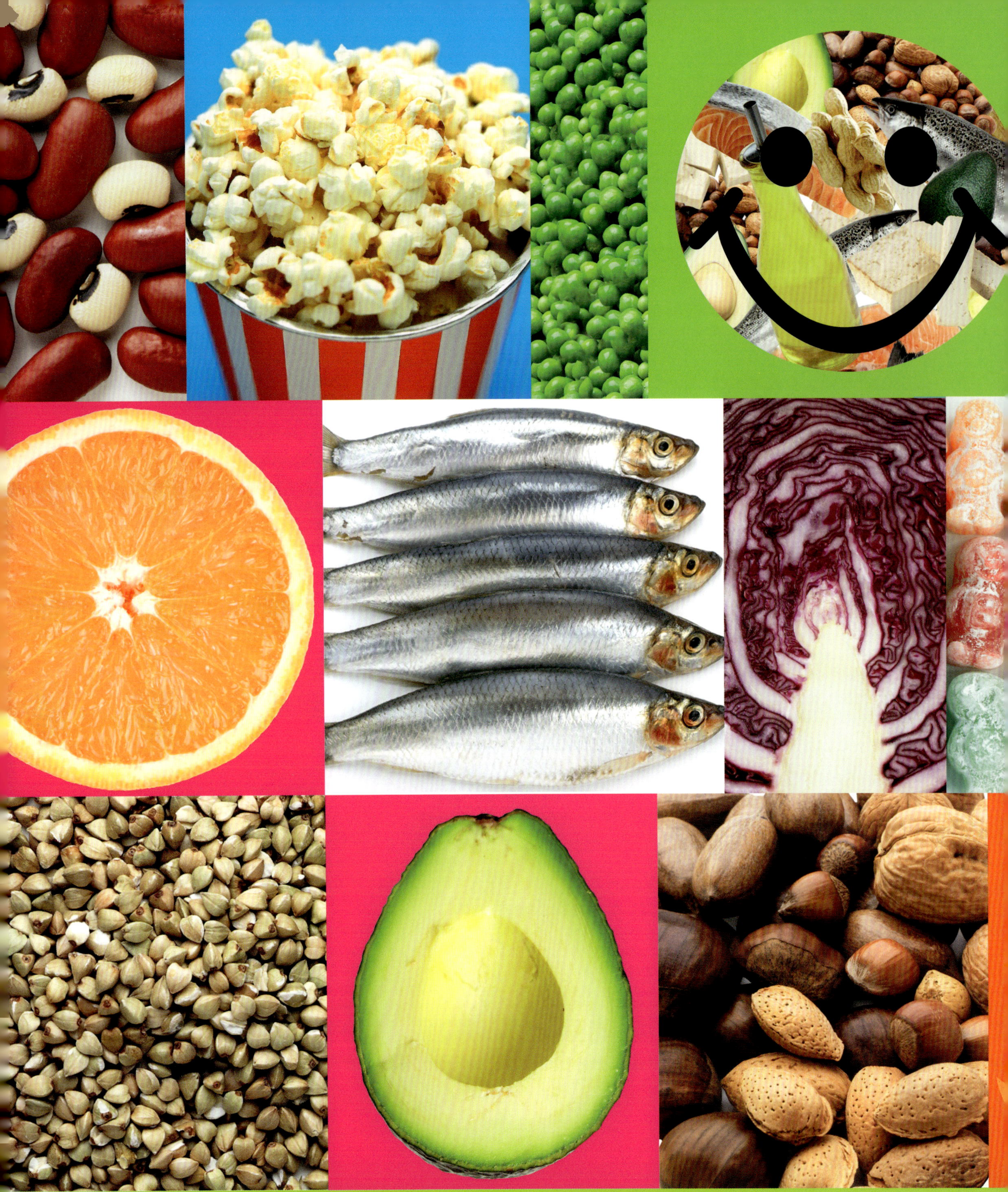

人体的燃料

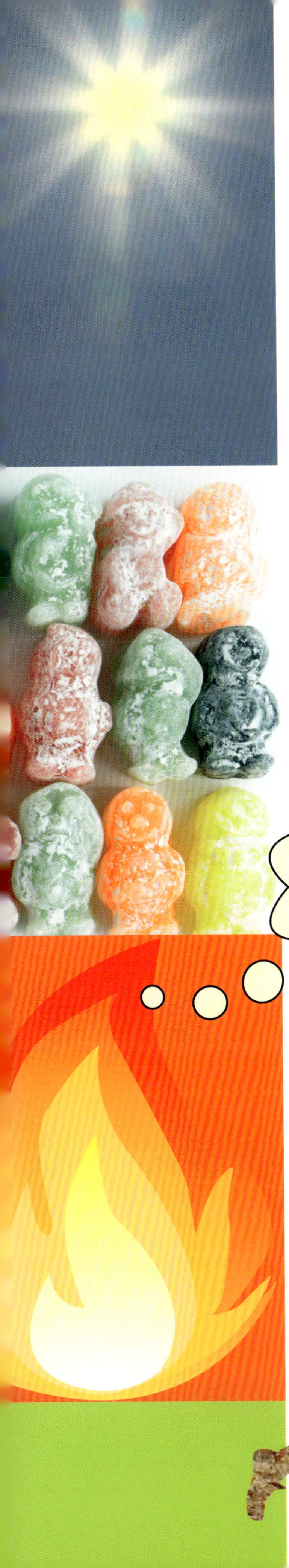

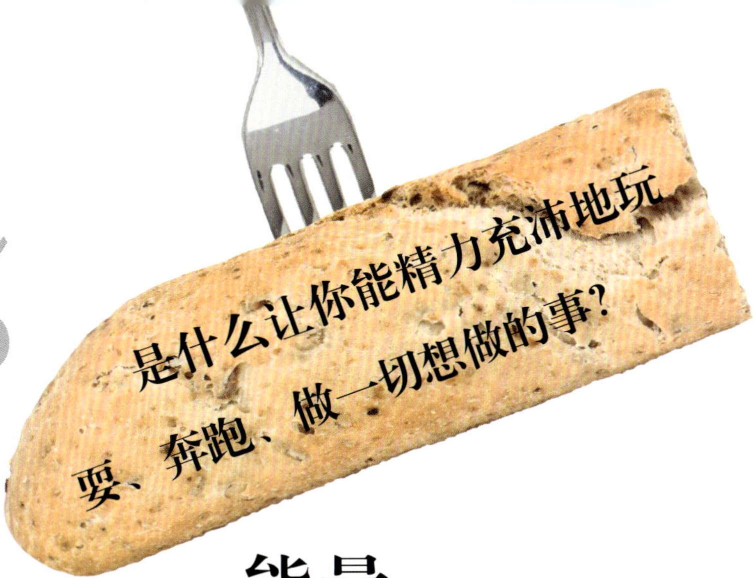

“是什么让你能精力充沛地玩耍、奔跑、做一切想做的事？

能量。

如果没有能量，你就不能活动，*如同汽车离开了汽油就无法发动一样*。不同类型的汽车需要**不同类型的燃油**才能发挥最佳性能，你的身体也是如此。

当你工作、休息、玩耍的时候，你的身体一直在消耗能量。

那么，你的身体从哪里获得能量呢？

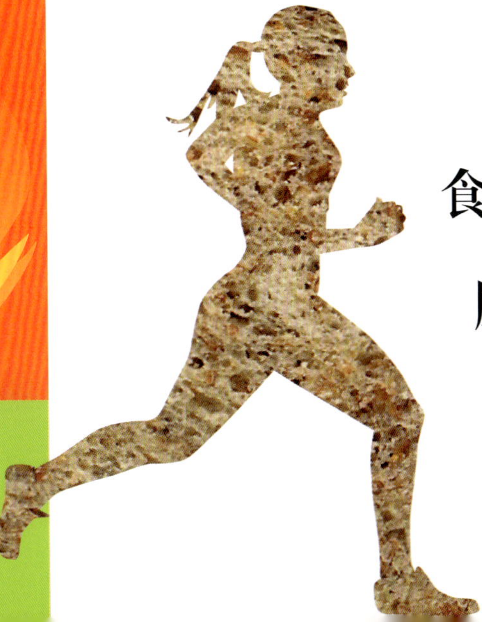

食物！

食物中的碳水化合物、脂肪、蛋白质都能提供能量。”

食物里有什么？

你需要从食物中摄取营养，才能保持身体健康。各种食物都要吃，不能挑食、偏食，这样才能摄取均衡的营养。食物中包含各种形式的碳水化合物、蛋白质、脂肪、维生素和钙等多种矿物质。让我们一起来看看吧！

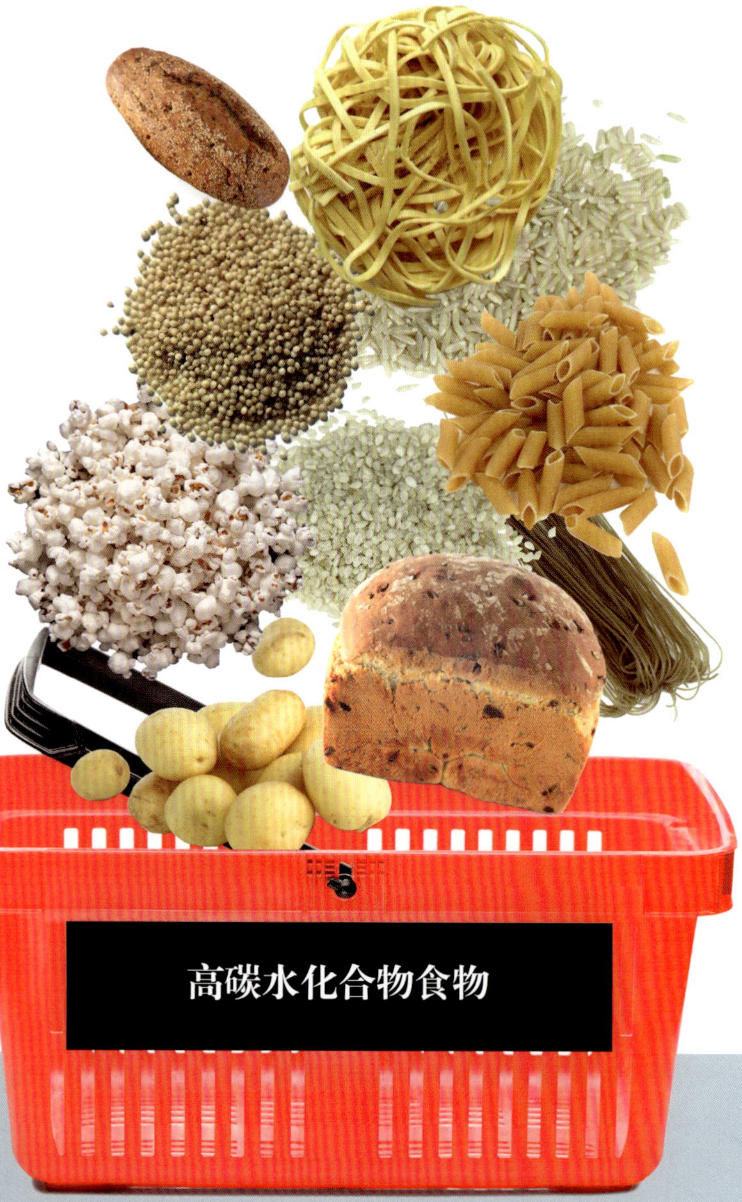

碳水化合物含量高的食物包括面包、面条、米饭、谷类、面饼、山药、土豆等。摄入碳水化合物最健康的食物来源是全麦面包、五谷杂粮等。

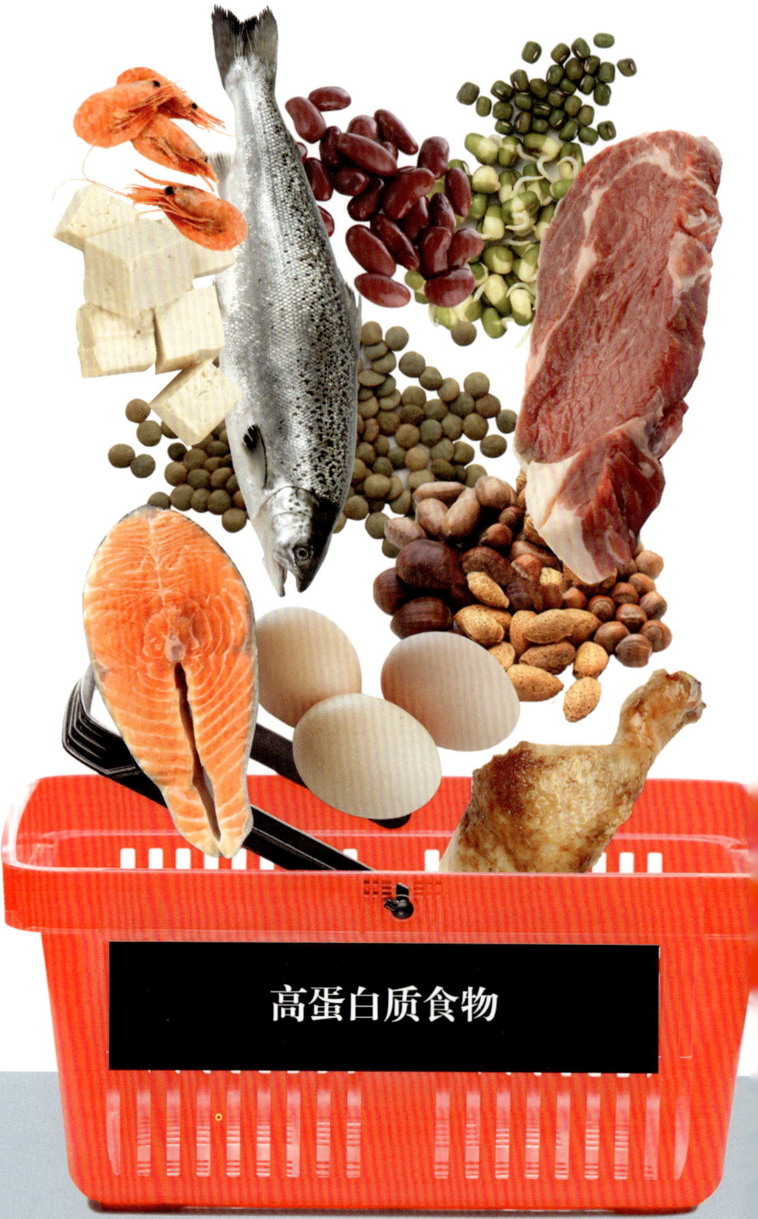

蛋白质含量高的食物包括肉类、坚果、豆类、鱼、蛋、禽类、海鲜和豆腐。蛋类中含有的蛋白质是营养价值最完全的蛋白质。

当你想吃零食的时候，一定要选择健康小吃：*比如蔬菜、新鲜水果、不加盐的坚果、酸奶。*

脂肪和糖

你的身体需要脂肪——不过需要的是对身体有益的脂肪。这些“好脂肪”存在于橄榄油、坚果、鱼肉和牛油果等食物中。奶酪、冰激凌、黄油和肉类中存在另一种脂肪，摄入要适量。而最糟糕的脂肪来自加工食品，比如蛋糕、饼干以及方便食品，这些食物对你的健康毫无益处。糖果、巧克力、曲奇和蛋糕等甜食吃起来很美味，但是一定要少吃。

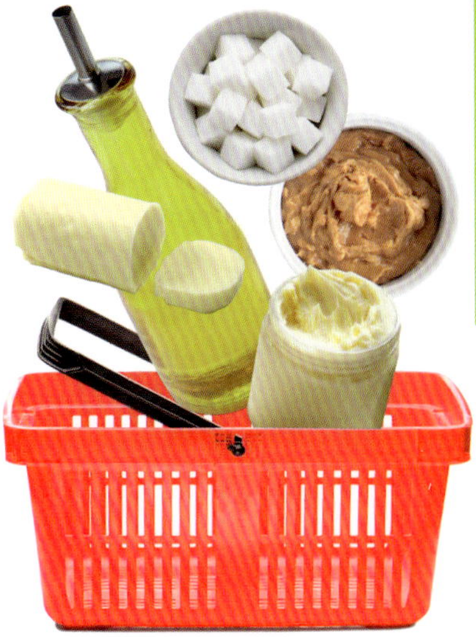

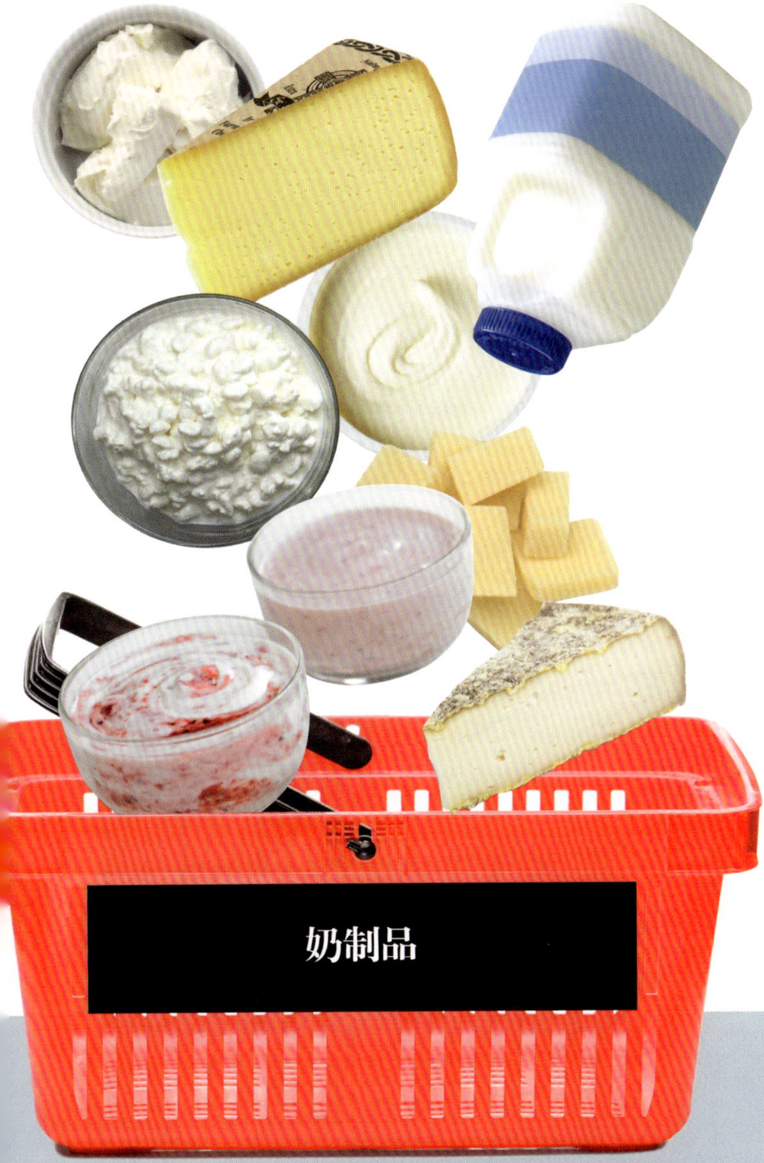

奶制品

富含钙质的食物主要为奶制品，包括牛奶、乳酪和酸奶。奶制品中还含有维生素A，能帮助你的身体抵抗感染，维持皮肤和眼睛的健康。

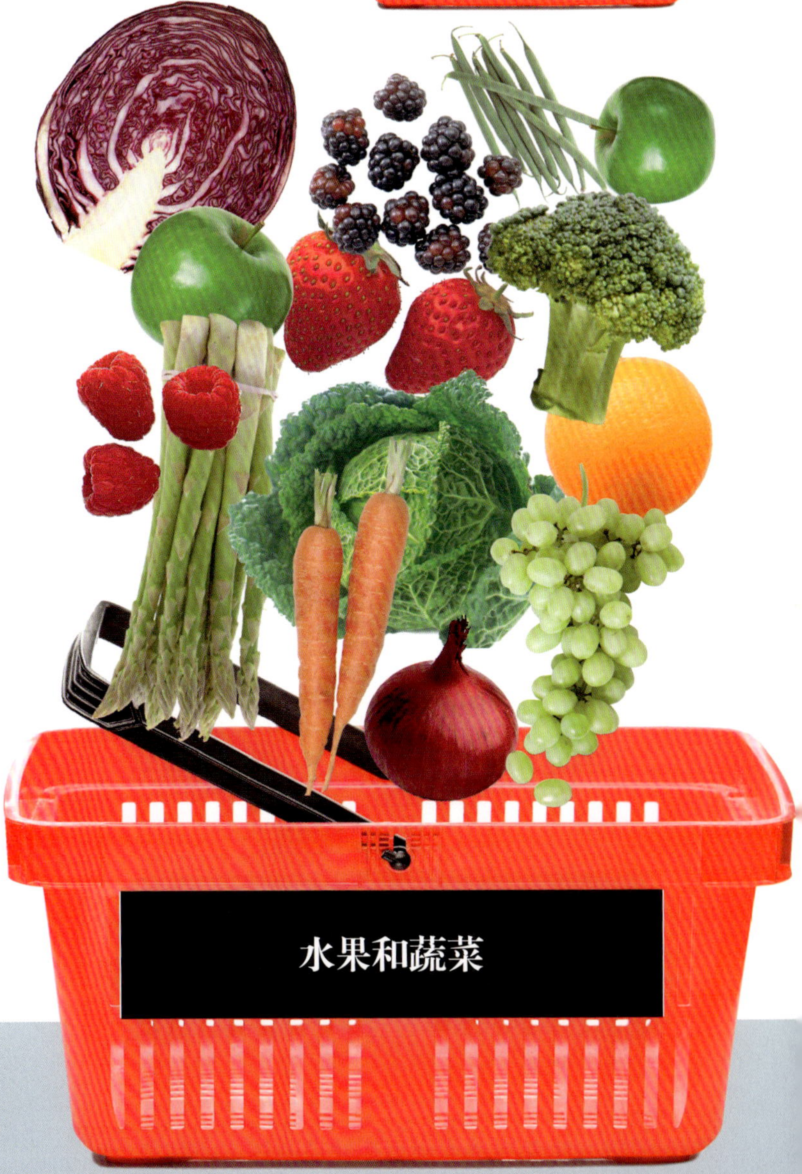

水果和蔬菜

水果和蔬菜含有丰富的维生素、矿物质、花青素和膳食纤维。要多吃新鲜水果和蔬菜，果汁、冷冻蔬菜、罐头蔬菜和蔬菜水果干也是不错的选择。

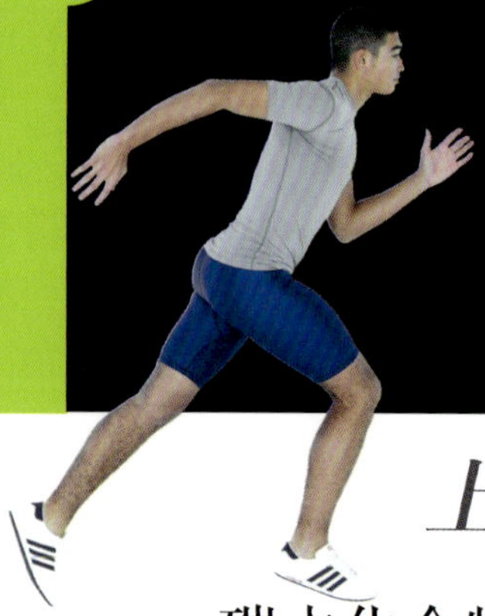

提供能量的碳水化合物

上上下下“过山车”

碳水化合物是重要的能量来源。蛋糕、饼干、甜甜圈和糖果中含有很多简单碳水化合物——那就是糖！

当你吃完甜食后，你的体内会迅速爆发出一股能量“高潮”，但很快能量水平就会急剧下降，让你感觉又饿了。简单碳水化合物在消化过程中会转变成最简单的糖类——葡萄糖，被人体吸收，进入血液。没有被消耗掉的葡萄糖就以脂肪的形式储存起来。

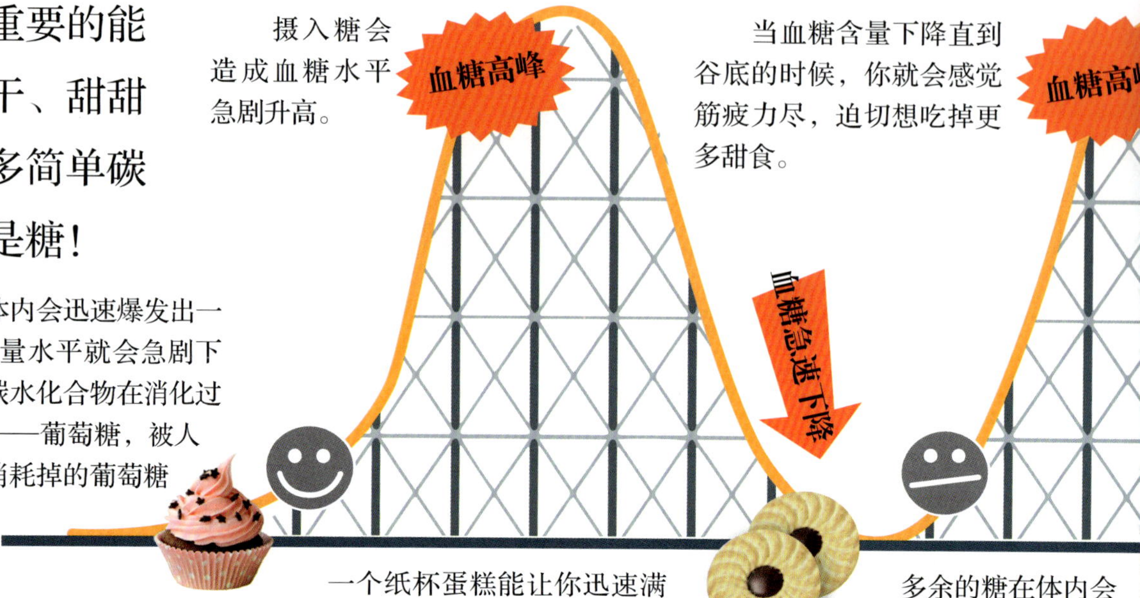

一个纸杯蛋糕能让你迅速满足，但只能持续一小段时间。

多余的糖在体内会转化为脂肪！

平稳流畅“小火车”

复杂碳水化合物的消化过程比较缓慢，因此人体的血糖水平是缓慢升高的，能量释放也更加稳定。

一般来说，没有经过精加工、富含复杂碳水化合物的食物中含有丰富的膳食纤维，在消化过程中，能够向血液缓慢输送葡萄糖，让能量的供给比较稳定。这一类食物包括全麦面包、燕麦片、豆类、坚果、全麦面条以及蔬菜等。如果你将富含蛋白质的食物与富含复杂碳水化合物的食物一起吃，比如用水煮蛋搭配吐司面包，你会更有饱腹感，而且整天都活力满满。

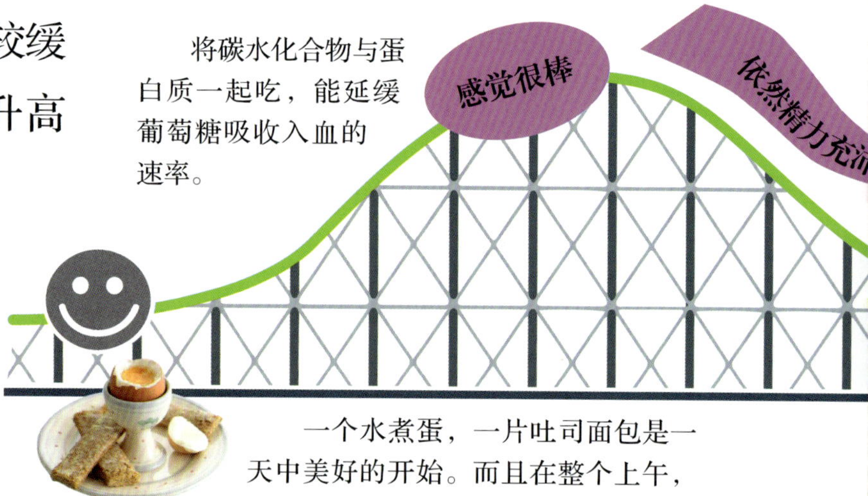

一个水煮蛋，一片吐司面包是一天中美好的开始。而且在整个上午，你都不会感觉饥肠辘辘。

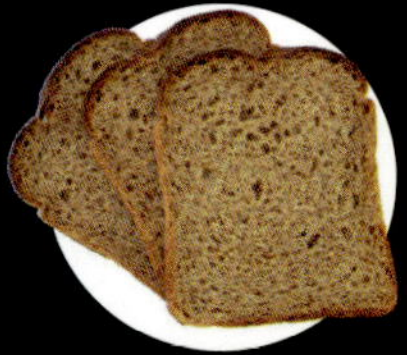

全麦面包还是白面包？

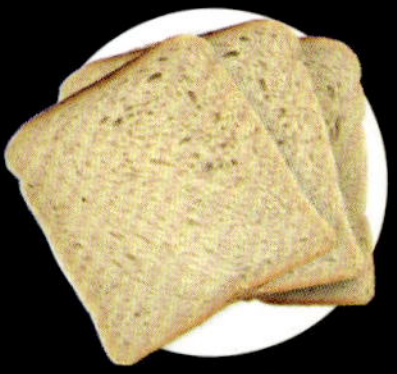

全麦面包中含有丰富的膳食纤维，降低了消化的速度，因此血糖水平也会缓慢升高。而白面包容易消化，会造成血糖水平短暂地迅速升高。

碳水化合物是人体获得能量的主要来源。但碳水化合物有不同的类型。糖是简单碳水化合物，能为身体迅速提供能量，但是消耗的速度也很快；淀粉类碳水化合物结构更复杂，能够缓慢地释放能量，时间更持久。

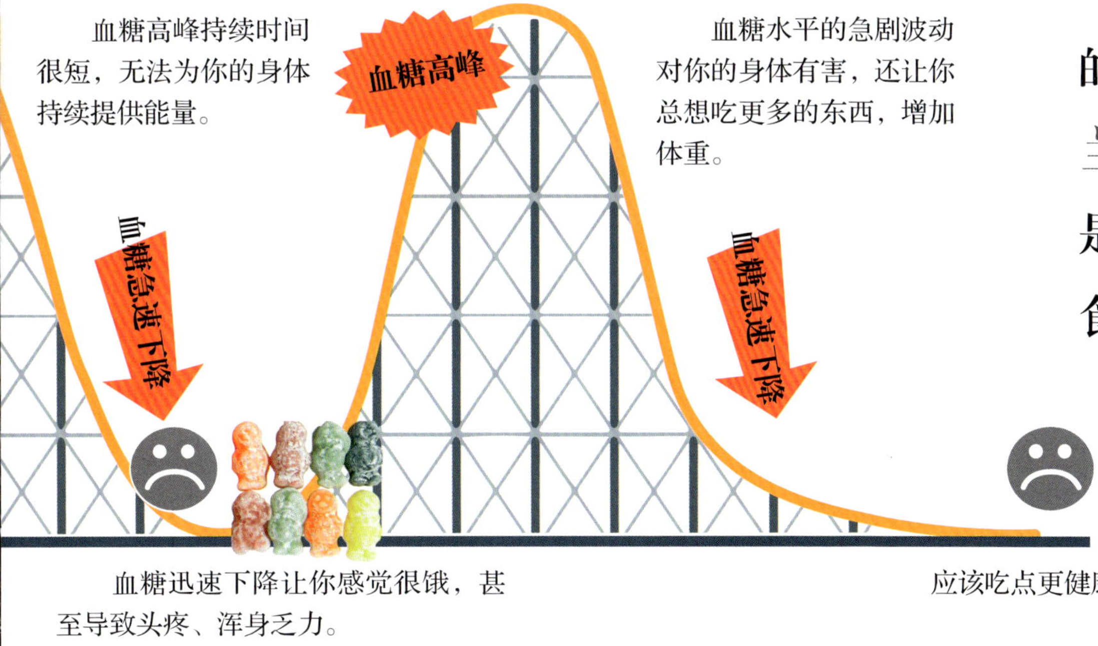

这种快速吸收的糖类食品*只能当零食吃*，最好是和低脂蛋白质类食物一起吃。

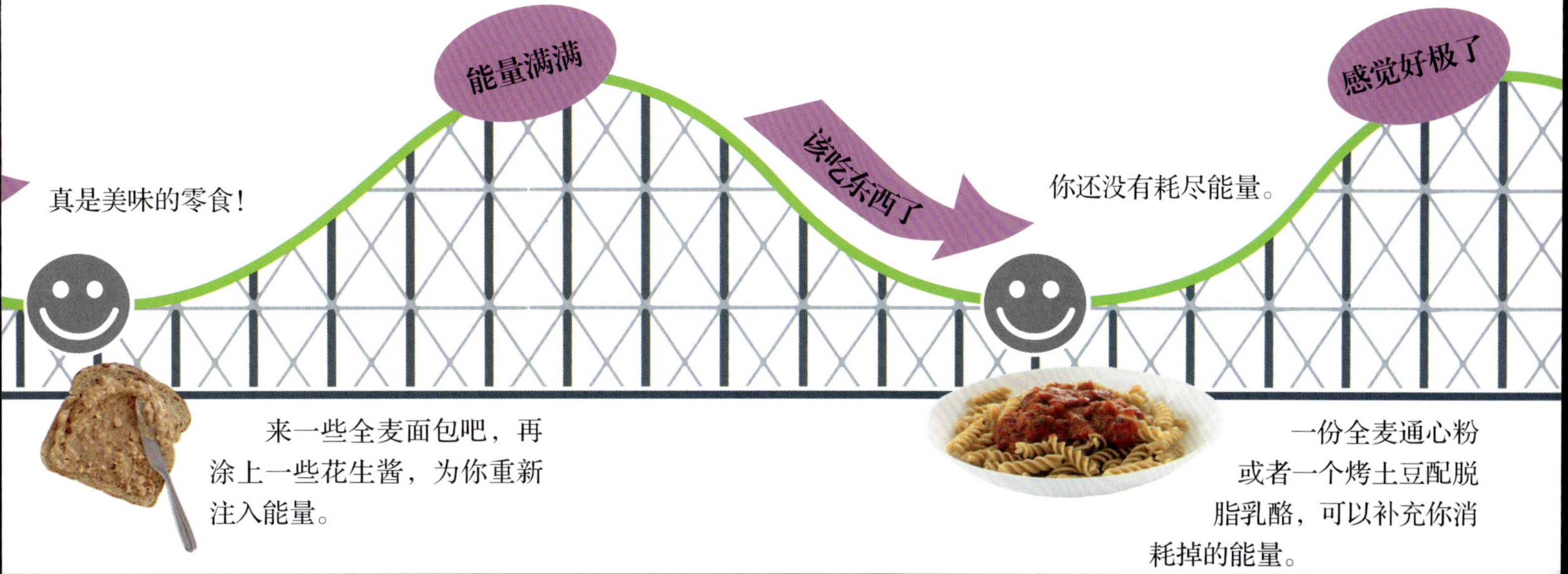

碳水化合物是*人体最主要的能量*来源。当你在锻炼或体育运动之后，*补充消耗掉能量*的最好方式，就是吃一些富含*碳水化合物*的食物。

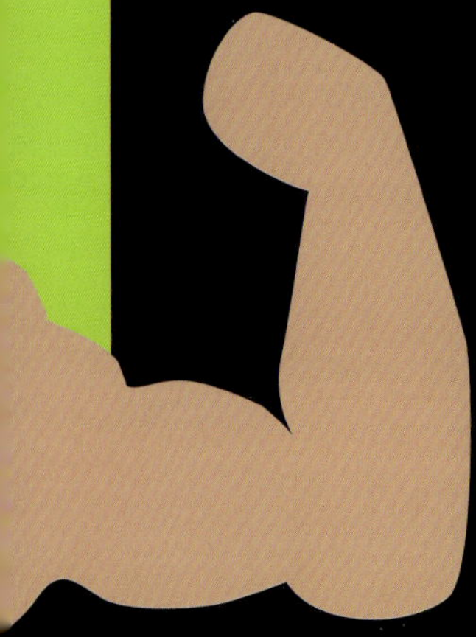

完美的蛋白质

蛋白质组成了你的身体，而且在你的生长发育过程中十分重要。一种称为氨基酸的小分子物质组成多肽，一条或几条多肽结合在一起构成蛋白质。蛋白质是人体中最重要的营养素之一。

蛋白质的多肽链上的氨基酸序列，

小问题

什么食物是最好的蛋白质来源?

肉类如牛肉含有丰富的蛋白质，不过同时也含有大量的饱和脂肪。鱼肉、禽肉、豆类则既含有大量蛋白质，又不含有过多的脂肪。

为什么鸡蛋很有营养?

鸡蛋中的蛋白质是优质蛋白质，氨基酸比例很适合人体的生理需求，而且容易被人体消化吸收。鸡蛋还富含维生素和矿物质。不过，鸡蛋含有大量的胆固醇，多吃对人体健康不利。

如果人体没有摄取足够的蛋白质，会怎么样?

可以说，细胞就是由蛋白质构成的。如果蛋白质摄入不足，人体的生长发育就会受阻，还会引起各种各样的健康问题。

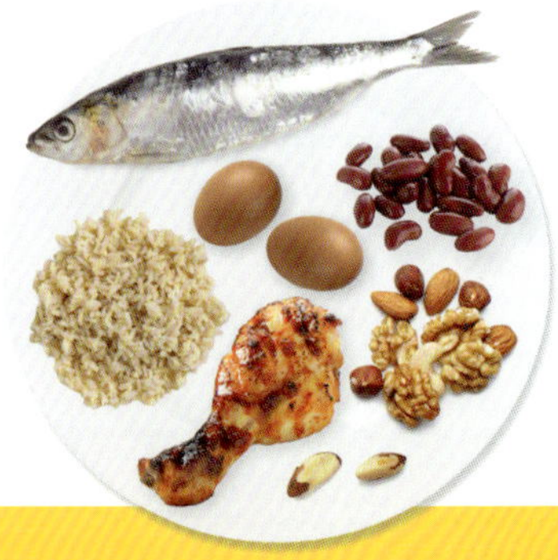

蛋白质有什么作用?

蛋白质是人体重要的营养素，因为你的肌肉、内脏器官、免疫系统，乃至所有细胞主要都是由蛋白质构成的。从心脏跳动、呼吸、行走、奔跑，到抵御疾病、获得能量，都离不开蛋白质。在食物的消化过程中，起关键作用的消化酶，也是由蛋白质构成的!

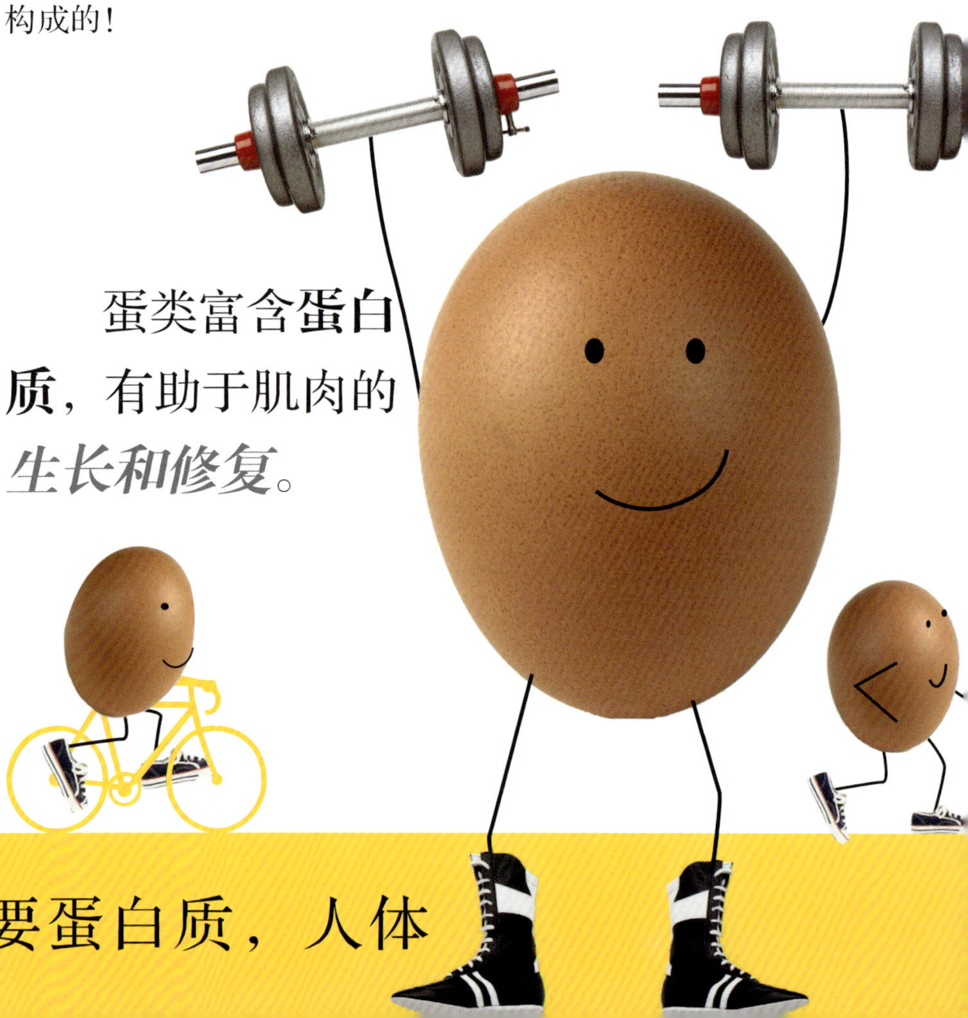

蛋类富含蛋白质，有助于肌肉的*生长和修复*。

所有细胞都需要蛋白质，人体

蛋白质由几条多肽构成，多肽则是由不同的氨基酸组成的。

氨基酸

蛋白质由一条或者几条长长的多肽链组成，而多肽则是由一种小分子物质——氨基酸组成的。食物中的蛋白质在消化过程中，长长的多肽链被分解成小段的多肽链甚至单个氨基酸，吸收进入人体，最后在人体中合成新的蛋白质。不同食物中含有的氨基酸种类各不相同。不是所有食物中的蛋白质都包含有人体所需的全部氨基酸种类，所以我们的食谱应该多种多样，避免偏食，这样才能摄入人体所需的全部氨基酸。

构成蛋白质的**氨基酸共有20种**。人体可以合成其中**11种**，还有**9种**氨基酸则必须从**食物**中摄取。

决定了蛋白质的**种类**。

完全蛋白质

完全蛋白质含有人体自身不能合成的全部9种必需氨基酸，这也是它的名称中“完全”的由来。完全蛋白质主要来源于动物性食物，包括肉类、鱼肉、蛋类和乳制品，不过有些植物性食物，包括藜麦和大豆也含有人体必需的全部氨基酸。

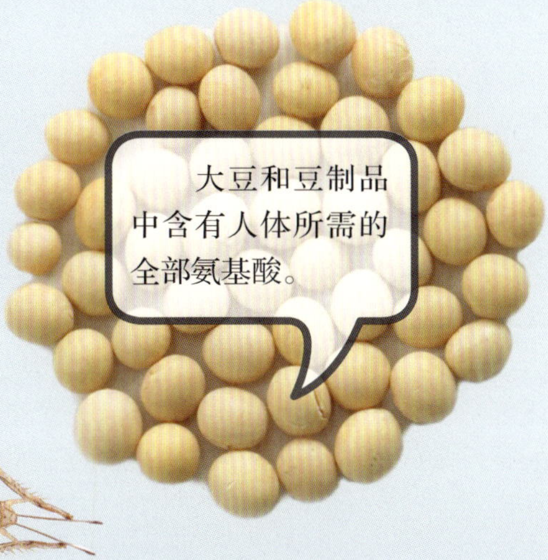

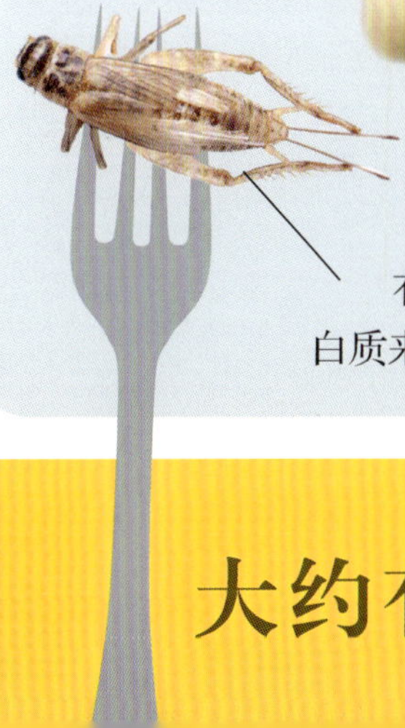

有些昆虫可是绝佳的蛋白质来源哦！

不完全蛋白质

豆类、坚果和谷物是很好的蛋白质来源，但是其中并没有含有人体必需的全部氨基酸。不过，如果你能将两种不完全蛋白质混合起来一起吃，比如将玉米和豆类搭配起来吃，就能获得全面的营养。你甚至可以不用同时进食，只要在每天的饮食中混合搭配即可。

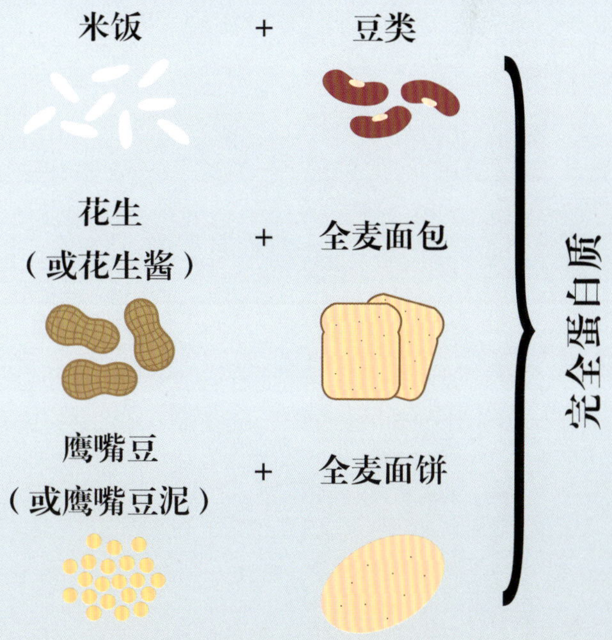

大约有20%是由蛋白质**构成的**。

必不可少的脂肪

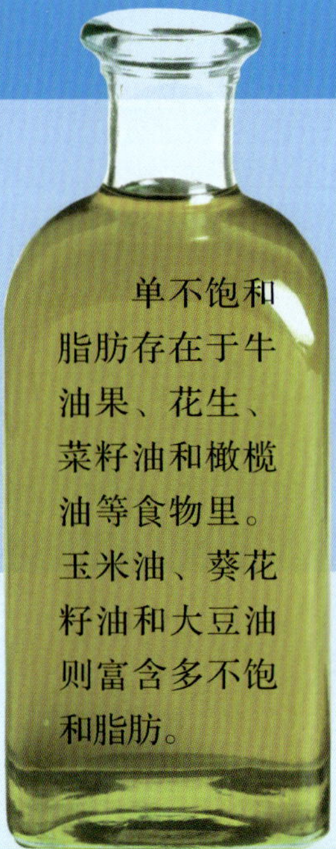

单不饱和脂肪存在于牛油果、花生、菜籽油和橄榄油等食物里。玉米油、葵花籽油和大豆油则富含多不饱和脂肪。

你是不是觉得“脂肪”这种东西，肯定对人体有害？其实，如果你能够适量摄入一些正确种类的脂肪，对你的健康是大有裨益的，比如有助于大脑的发育。脂肪能够保温、提供能量、保护内部器官免受伤害。不过，如果你吃下太多的脂肪，就会在体内堆积，让你长胖。

脂肪分类

脂肪分为三类：不饱和脂肪、饱和脂肪以及反式脂肪。不饱和脂肪又分为单不饱和脂肪和多不饱和脂肪。ω-3和ω-6是两种多不饱和脂肪。

不饱和脂肪

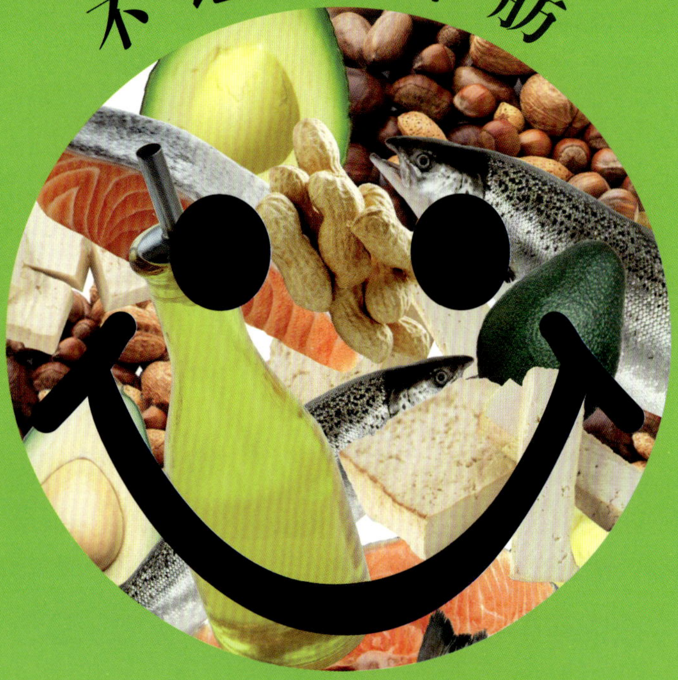

不饱和脂肪在室温下为液体。单不饱和脂肪主要存在于橄榄油等食物中，而其他绝大多数植物油中都含有多不饱和脂肪。ω-3脂肪主要存在于鱼肉中，比如新鲜的金枪鱼、三文鱼和鲭鱼。多吃这些鱼肉，对健康很有益处。

饱和脂肪

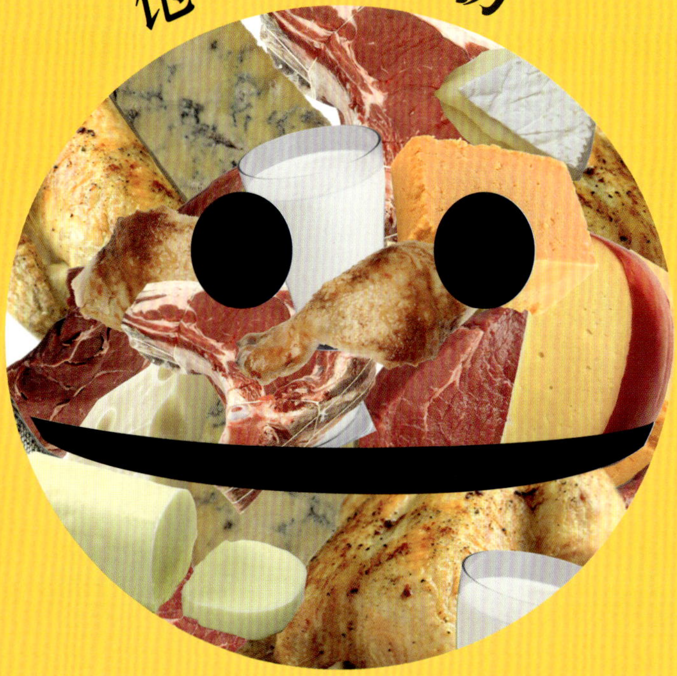

饱和脂肪在室温下通常为固体。饱和脂肪主要存在于肉类和奶制品中，比如奶油、奶酪和牛奶，另外，棕榈油、椰子油虽然是液体，也含有大量饱和脂肪。摄入少量的饱和脂肪对身体也是有益的。

脂肪不是人体的敌人，而是好友，比如：皮脂能够润泽你的*皮肤*和*头发*。不过，就像朋友也需要好好选择一样，一定要选择“**有益**”的脂肪！

反式脂肪是一种人造脂肪，通过将氢原子加入植物油中制造出来。在常温下，反式脂肪是一种固态的油脂。工业化的食品加工厂常常用反式脂肪来生产食品，这是因为反式脂肪价格低廉，而且制造出的食品保质期相对较长。

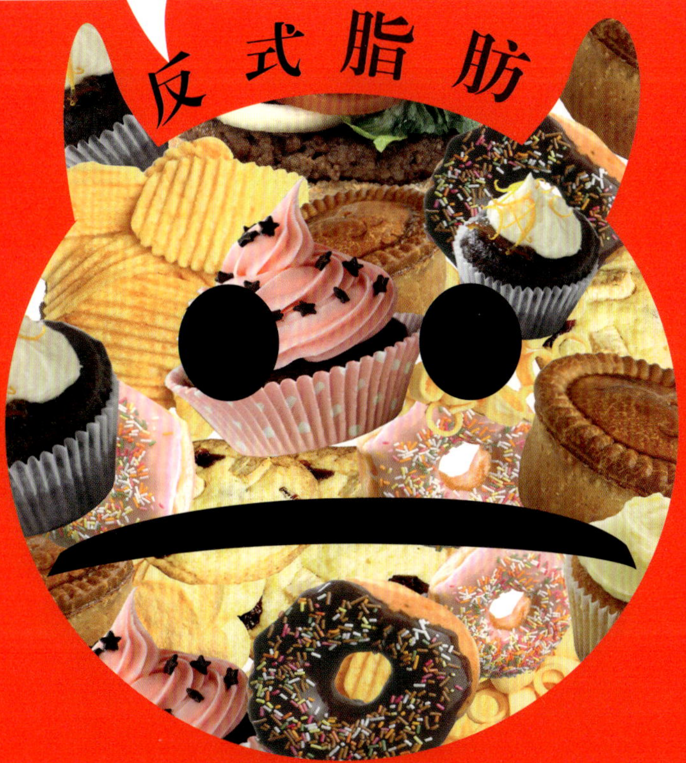

反式脂肪常常出现在垃圾食品中，比如薯片、派、曲奇、蛋糕、油炸食品和甜甜圈。人造黄油中也含有反式脂肪。反式脂肪与饱和脂肪很相似，但一些科学研究表明，与饱和脂肪相比，反式脂肪更不利于身体健康。

小问题

应该多吃哪些富含脂肪的食物呢？

牛油果等食物中含有的单不饱和脂肪，能让你的皮肤保持健康。南瓜子是一种很好的零食，含有丰富的营养，包括不饱和脂肪、抗氧化物和矿物质，十分有益健康。多吃鱼肉对大脑发育很有好处，能提升你的智商哦！

肥胖和睡眠有关系吗？

没有什么联系，不过缺乏睡眠可能会影响到体内的激素水平，比如饥饿素——一种让人体产生饥饿感的激素。因此，缺乏睡眠的结果可能是：你更容易感觉饿了，会吃掉更多的东西，也就更容易长胖。

脂肪储存在人体何处？

脂肪细胞主要位于皮肤下层，以及内脏器官周围（尤其是在腹腔中）。脂肪细胞能够产生葡萄糖，向人体提供能量。

怎样才能少吃有害健康的脂肪？

尽量少吃油腻的快餐和其他垃圾食品，也要少吃不健康的零食，比如蛋糕、糖果、冰激凌、甜甜圈、曲奇和薯片等。你可以吃一些有益健康的零食来代替，比如低脂酸奶、低脂牛奶和乳酪。

什么样的脂肪最有益健康？

单不饱和脂肪是最有益健康的脂肪，多不饱和脂肪也是不错的选择，而少量摄入饱和脂肪也无妨。不过，尽量不要吃反式脂肪。

至关重要的维生素

至关重要的维生素

补充维生素

人体只需要微量的维生素。如果你从不挑食、不偏食，饮食十分多样化，那么你从日常的饮食中就应该能够摄入身体所需的所有维生素，根本不需要额外补充维生素。只有一种维生素是一个例外，那就是维生素D。

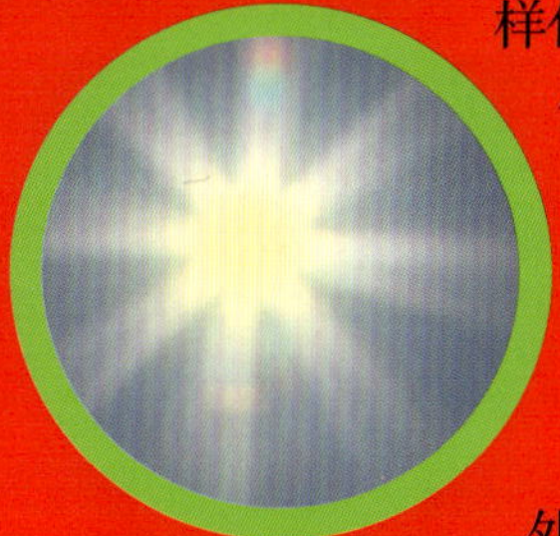

维生素D既可以从食物中获得，也能够通过晒太阳让人体自然合成。很少晒太阳的人很可能会缺乏维生素D。

维生素名称的由来

每种维生素都有自己的化学名称。不过，人们常常用字母表中的某个字母来为维生素命名。比如，硫胺素又称为维生素B_1，这是因为它是B族维生素中被发现的第一个成员。还有一些维生素因为功能而得名，比如维生素K，K来自丹麦语中的“koagulazion”，意思是凝结。

爱吃柠檬的水手

在17世纪，维生素还没有被发现。远航的水手常常在海上一待就是数年，根本没办法吃到足够的新鲜蔬菜和水果。结果，很多水手都得了一种称为“坏血病”的疾病。后来，人们发现酸橙和柠檬中富含的一种物质——维生素C能够治愈坏血病。从此以后，酸橙和柠檬成了远航的必备品。

维生素是一类重要的有机化合物，帮助人体生长发育，调节人体的新陈代谢。维生素分为几大类别，每一类别都有自己独特的功能。有些食物中的维生素含量很高，而不同的食物含有的维生素种类也各不相同。所以，饮食均衡是获取人体所需全部维生素的最好方式。

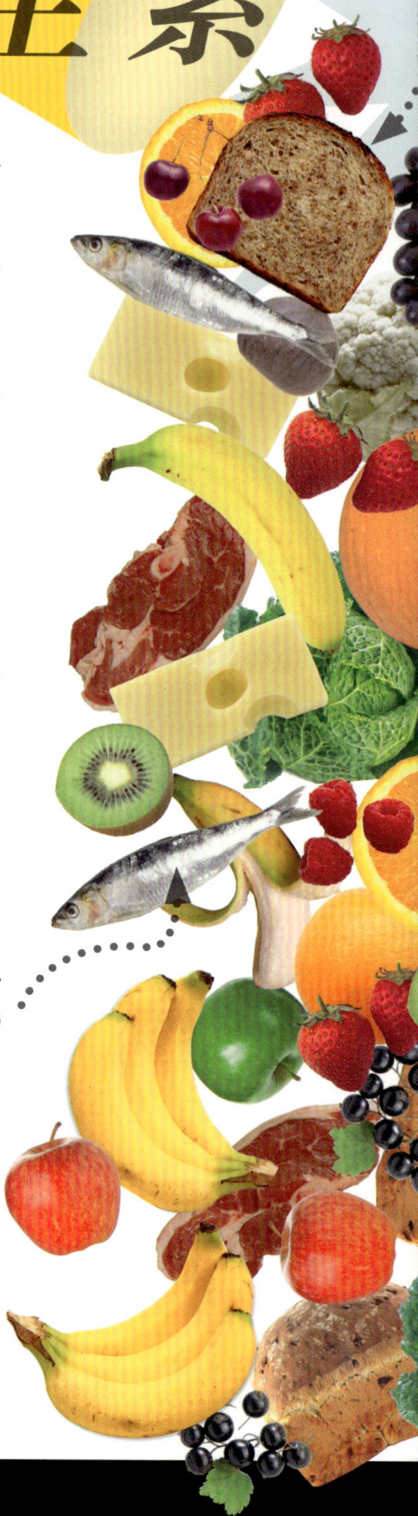

鲭鱼和三文鱼是补充B族维生素和维生素D的良好来源。

维生素K*能帮助*合成凝血*蛋白*，加速伤口的愈合。

目前*已知有13种维生素*。未来可能

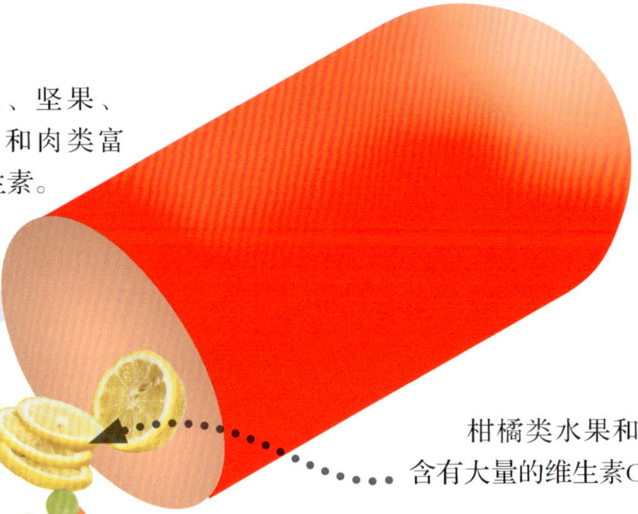

粗粮、坚果、多脂鱼肉和肉类富含B族维生素。

柑橘类水果和浆果中含有大量的维生素C。

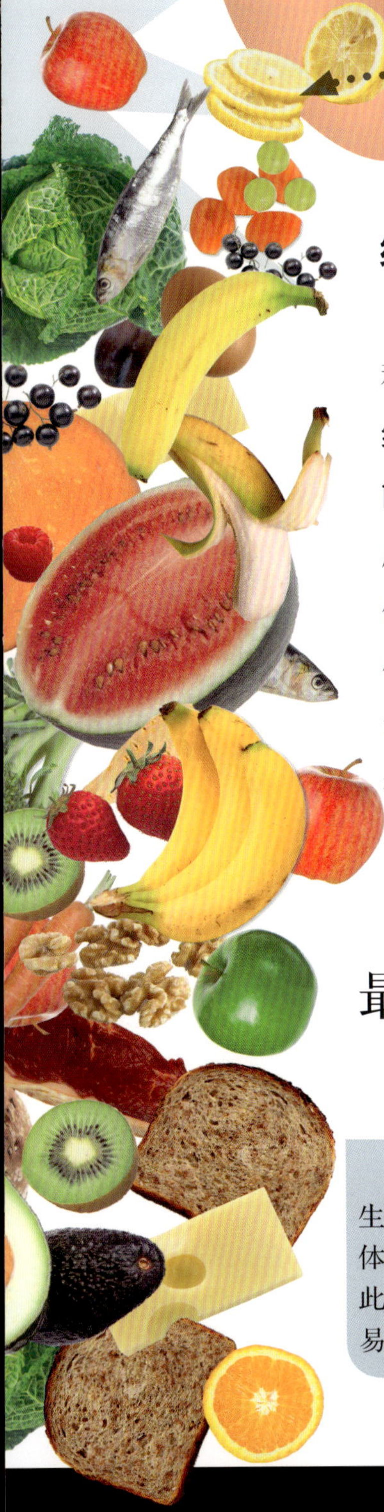

维生素的种类

维生素分为两大类：脂溶性维生素和水溶性维生素。维生素A、维生素D、维生素E和维生素K属于脂溶性维生素，能够溶于脂类，因此可以储存在人体的脂肪组织和肝脏中。水溶性维生素无法储存在人体中，必须每天通过食物摄入体内。摄入体内的水溶性维生素，如果没有被身体利用，就会随尿液、汗液等排出体外。

新鲜的蔬菜和水果是最佳的*维生素*来源。

水溶性维生素，比如B族维生素和维生素C，无法储存在人体内。这些维生素易溶于水，因此在准备和烹调食物的时候很容易流失、破坏。

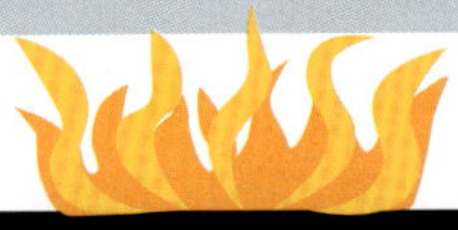

小问题

1 以下哪种食物所含的维生素C含量最高？

A. 红辣椒
B. 酸橙
C. 牛油果

2 以下哪种维生素可以通过晒太阳而获得？

A. 维生素D
B. 维生素C
C. 维生素K

3 以下哪种维生素是人体不能自行合成的？

A. 维生素D
B. 维生素K
C. 维生素C

4 以下哪种物质并不是一种真正的维生素？

A. 维生素A
B. 维生素B_6
C. 维生素Z

5 目前已经发现了多少种维生素？

A. 11种
B. 13种
C. 20种

会发现更多种类的维生素。

维生素 家族

维生素	有什么作用?		哪些食物中含有?
A 维生素	维生素A能够保持皮肤、头发、视力、骨骼和牙齿的健康，还能帮助细胞分裂，加强免疫系统。植物中含有的β-胡萝卜素可以在人体中转化为维生素A。 脂溶性	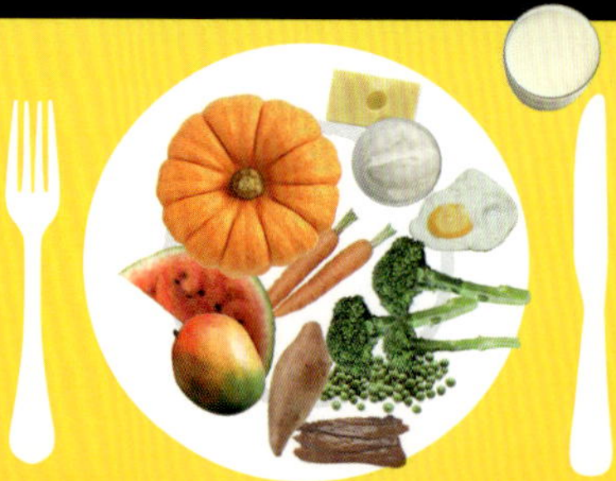	牛奶、奶酪、酸奶、豆浆、胡萝卜、菠菜、青豆、红薯、南瓜、葵花籽、蛋黄、花椰菜、肝脏、杧果、西瓜和西红柿。
C 抗坏血酸	维生素C是一种强效抗氧化物，能保护人体细胞免受自由基的伤害。维生素C还能促进伤口的愈合。 水溶性	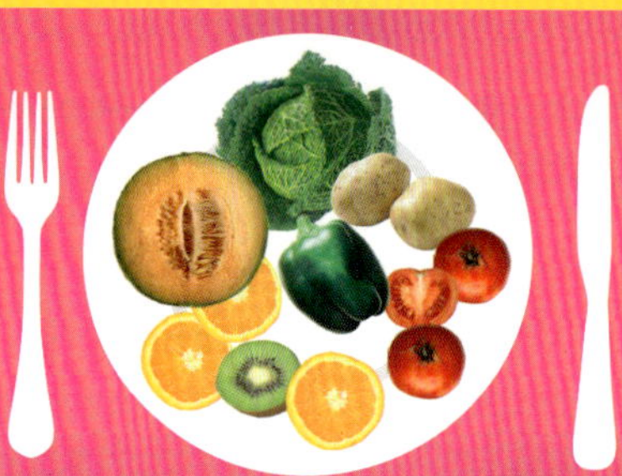	柑橘类水果（橙子、酸橙、柠檬和葡萄柚）、瓜类、西红柿、土豆、青椒和绿叶蔬菜。
D 胆钙化醇	当阳光照射在皮肤上时，人体就能自行合成维生素D。维生素D帮助人体吸收钙和磷，还能强健骨骼和牙齿。 脂溶性	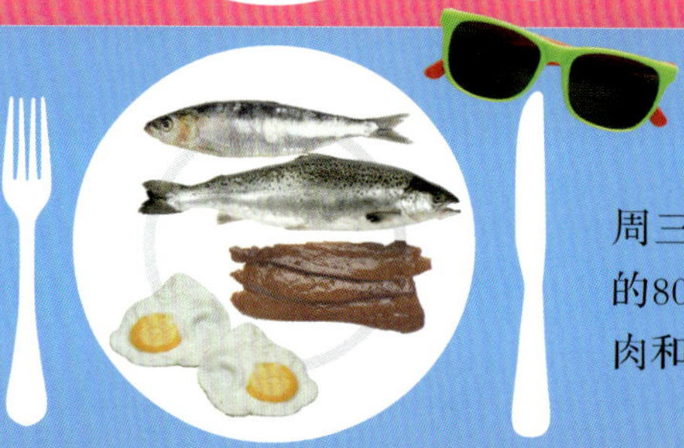	只需晒十分钟太阳，每周三次，就能获得人体所需的80%的维生素D。肝脏、鱼肉和蛋黄中也含有维生素D。
E 生育酚	维生素E也是一种抗氧化物，能保护细胞免受有害的自由基伤害。维生素E还能促进皮肤、心脏和免疫系统的健康。 脂溶性	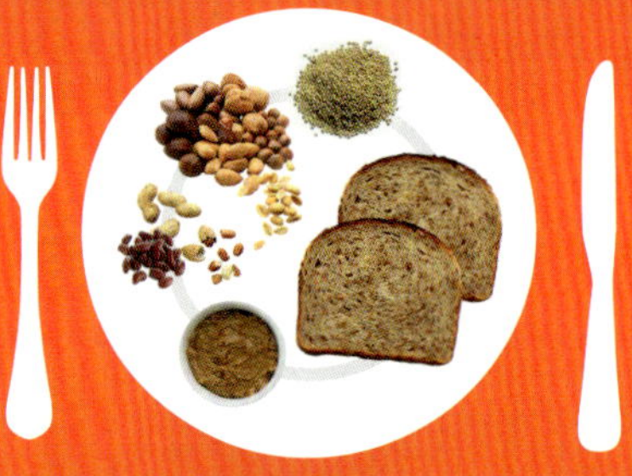	坚果、谷物、植物油、花生酱、杏仁、奶制品、小麦胚芽、五谷杂粮。
K 叶绿醌	维生素K让骨骼更加坚固，还能帮助血液凝固，有助于伤口更快的愈合。 脂溶性	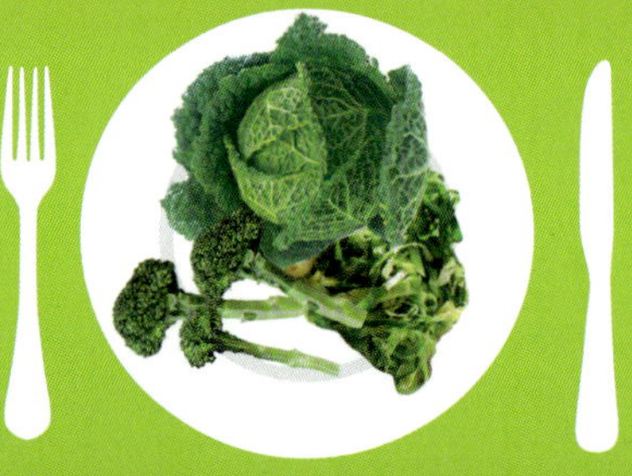	花椰菜、甘蓝、卷心菜、绿叶蔬菜和橄榄油。人体肠道中的有益细菌也能合成少量维生素K。

你的身体***可以自行合成***维生素*D*和维生素*K*，

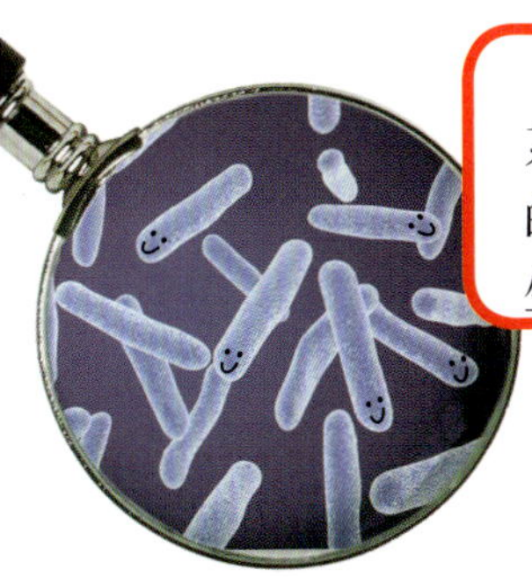

如果离开了消化系统里的有益菌，你的身体就无法合成维生素K。

维生素C和维生素E都是*抗氧化物*，能够中和机体内有害的自由基。

维生素	有什么作用？

B

B族维生素

虽然B族维生素中的成员在化学结构上各不相同，但它们都非常重要。为什么B族维生素如此不可缺少呢？这是因为它们能调节人体的新陈代谢，而这涉及人体细胞中各式各样的化学反应，尤其是从食物中获得能量的过程。

水溶性

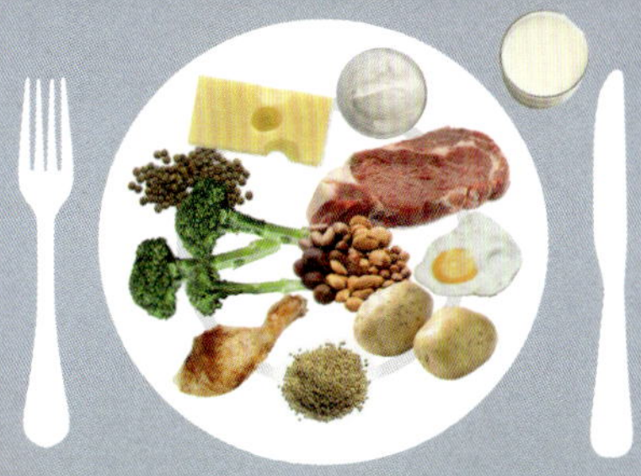

B_1 硫胺素

有助于机体生长和能量产生。它还能加强免疫系统、肌肉、心脏和消化系统。

存在于

肉类、鱼肉、禽肉、豆类、坚果、糙米、全麦、小麦胚芽和糖浆。

B_2 核黄素

有助于机体生长，帮助皮肤、头发和指甲生长。预防口腔和嘴唇上长疱疹。帮助人体从碳水化合物中获得能量。

存在于

蛋类、牛奶、乳酪、酸奶、鱼肉、蘑菇、杏仁、猪肉、肌肉、肾脏和小麦胚芽。

B_3 烟酸

有助于从碳水化合物中获得能量。帮助消化系统和神经系统保持健康。

存在于

猪肉、火鸡肉、鸡肉、牛肉、羊肉、三文鱼、剑鱼、金枪鱼、花生和葵花籽。

B_5 泛酸

帮助将食物转化为能量，并有助于形成细胞膜。这种维生素还能帮助合成维生素B_{12}。

存在于

大多数植物性和动物性食物中。尤其是花生、瘦肉、多脂鱼肉、牛油果、五谷杂粮和酸奶。

B_6 吡哆醇

是神经系统和免疫系统不可或缺的维生素，并帮助抵御感染。还可以帮助人体消化蛋白质。

存在于

金枪鱼、三文鱼、肝脏、其他内脏、蛋类、鸡肉、鹰嘴豆、香蕉和土豆。

B_7 生物素

是合成脂肪酸的必需维生素，润泽皮肤和头发，让皮肤充满光泽，头发柔顺。

存在于

蛋黄、肝脏、杏仁、核桃、胡萝卜、牛奶、羊奶。

B_9 叶酸

帮助合成红细胞，维持红细胞的健康。还能帮助未出生的胎儿健康成长。

存在于

肝脏、豆类、五谷杂粮、面包、麦片、绿叶蔬菜、花椰菜。

B_{12} 钴胺素

参与能量产生过程，也能加强神经细胞、肌肉、心脏和消化系统的功能。

存在于

肉类，比如牛肉、羊肉、猪肉，内脏，海鲜，蛋类和乳制品。

其他的维生素都必须*从食物中摄取*。

矿物质 也要吃

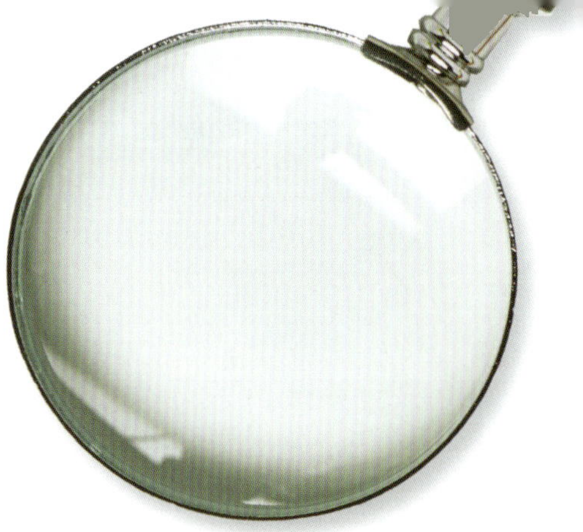

矿物质是广泛存在于地壳和岩石中的化学物质。植物通过根系吸收土壤中的矿物质。动物取食植物，获得矿物质。人类是杂食动物，既能通过动物又能通过植物摄入矿物质。

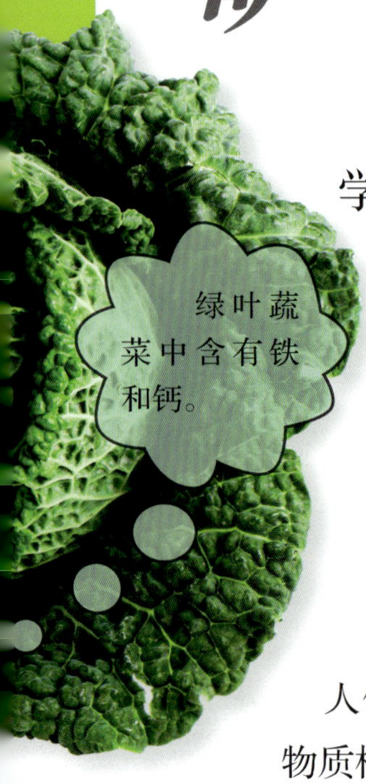

绿叶蔬菜中含有铁和钙。

和维生素一样，矿物质对人体来说也是不可或缺的。矿物质构成了人体中的某些结构，调节一些身体功能。如果你的饮食十分均衡、多样化，包含大量的新鲜水果、蔬菜、肉类、豆类和奶制品，你就能从食物中摄取身体所需的矿物质，让身体保持健康。

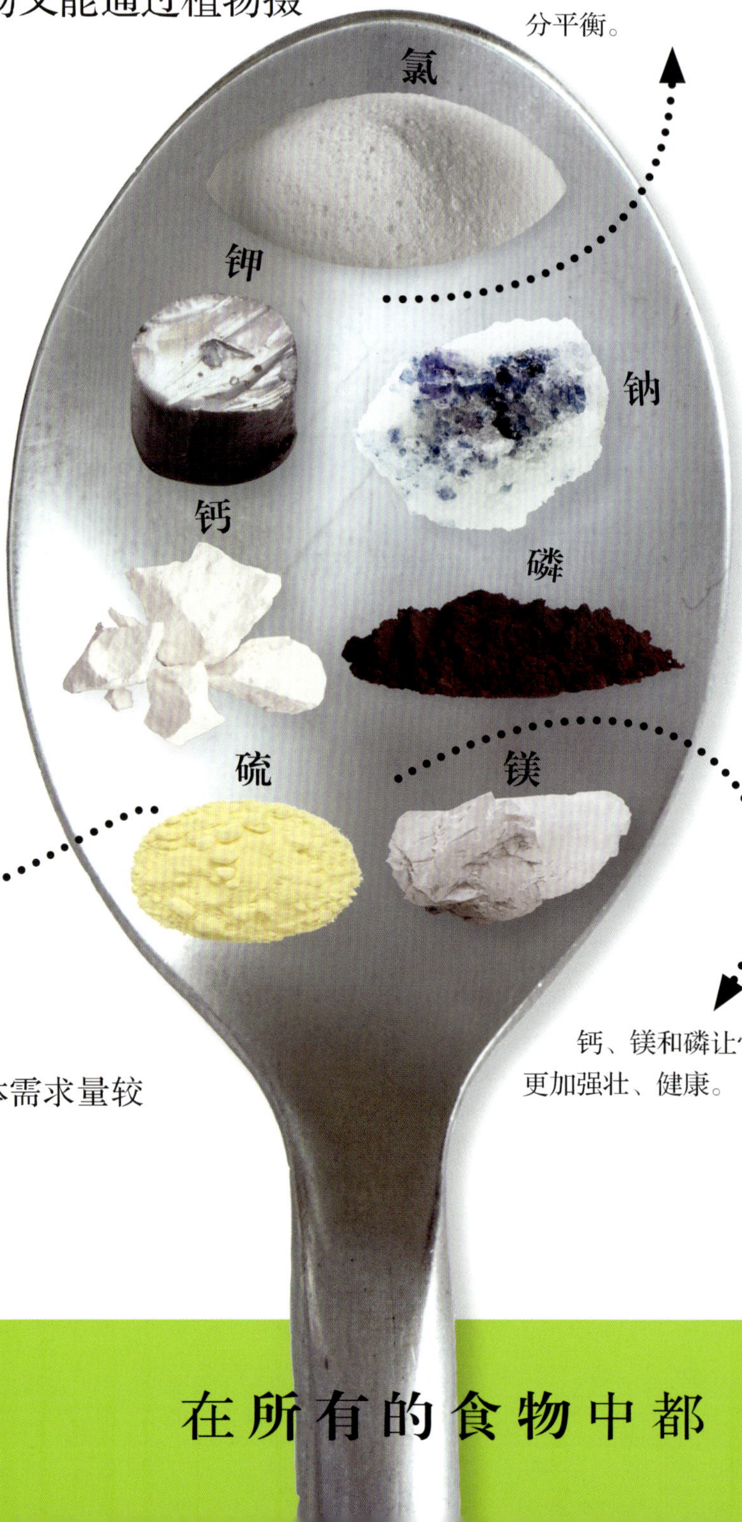

钠、氯和钾保持人体内血液和组织液的水分平衡。

硫有助于保持皮肤健康。

钙、镁和磷让骨骼更加强壮、健康。

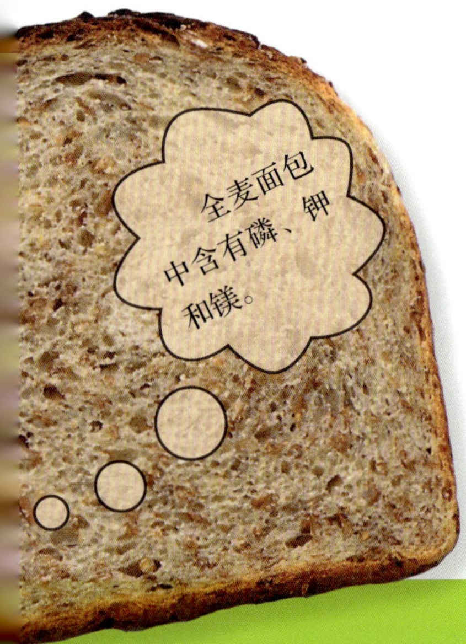

全麦面包中含有磷、钾和镁。

常量矿物质

常量矿物质是人体需求量较大的矿物质。

在所有的食物中都

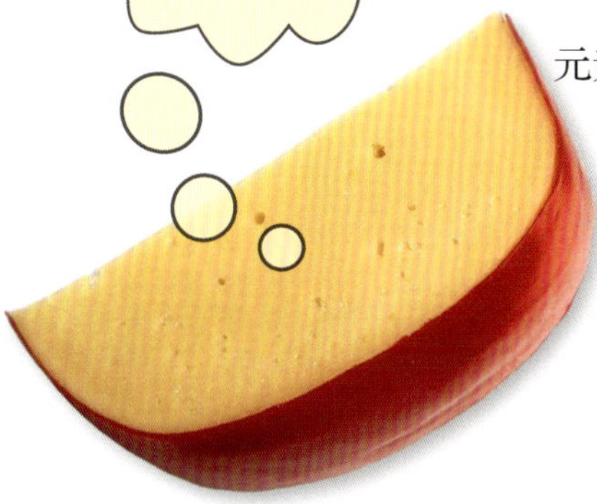

奶酪富含钙、锌和磷。

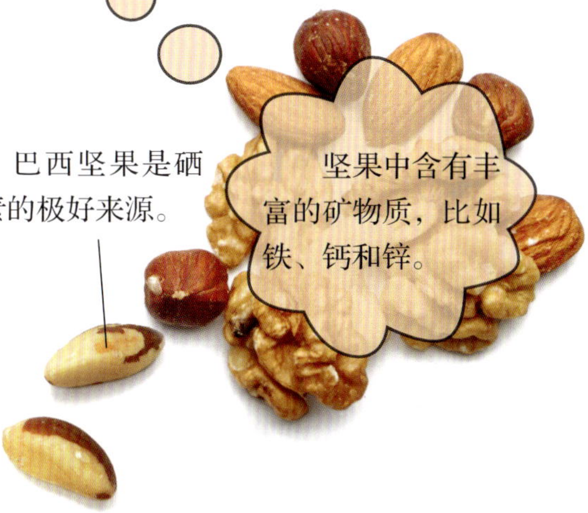

巴西坚果是硒元素的极好来源。

坚果中含有丰富的矿物质，比如铁、钙和锌。

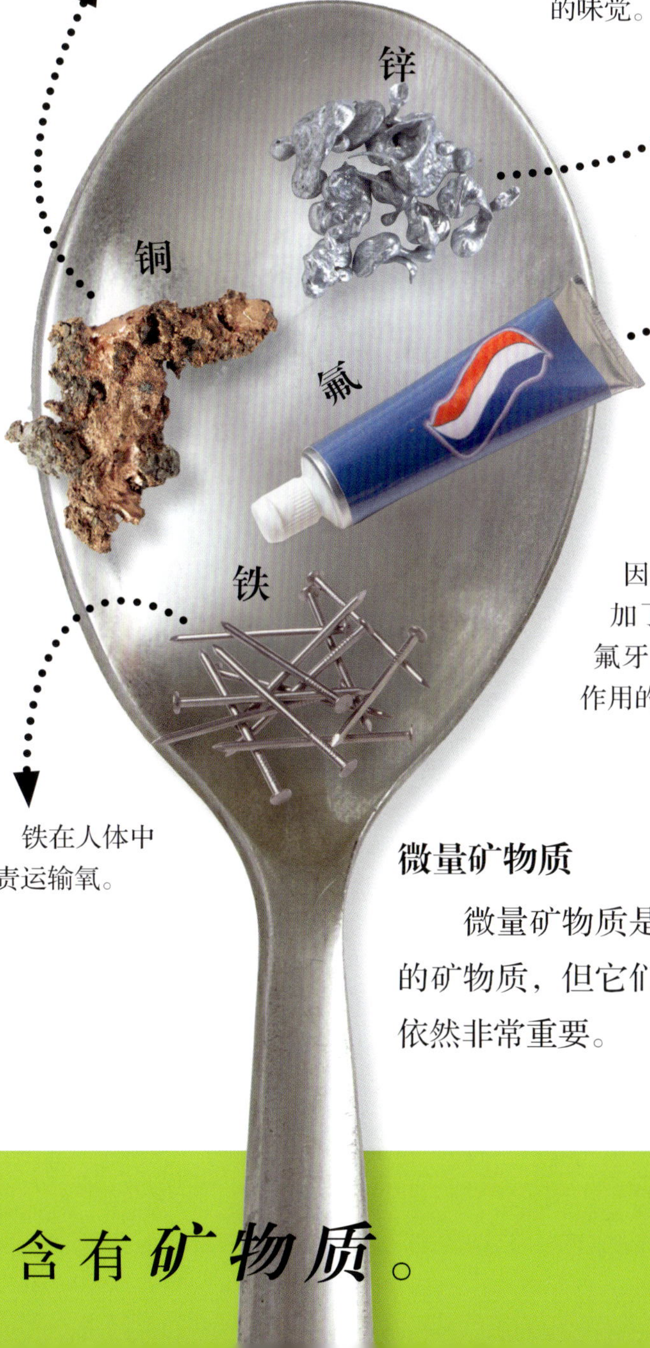

铜帮助人体合成酶。

锌有助于抵抗感染，而且，所有细胞的组成都离不开锌。锌还有助于保持敏锐的味觉。

氟能预防龋齿，因此许多牙膏中都添加了氟。不要吞服含氟牙膏，那样会引起副作用的。

铁在人体中负责运输氧。

微量矿物质

微量矿物质是人体需求量很小的矿物质，但它们对维持人体健康依然非常重要。

含有矿物质。

你知道吗？

疯帽子

有些矿物质是人体并不需要的，甚至可能有毒性。在《爱丽丝梦游仙境》这个故事里，疯帽子是个疯疯癫癫的制帽商。在故事发生的背景年代里，制帽商在制作帽子的时候会用到汞（水银），常常会导致汞中毒。人们推测疯帽子也是汞中毒患者。

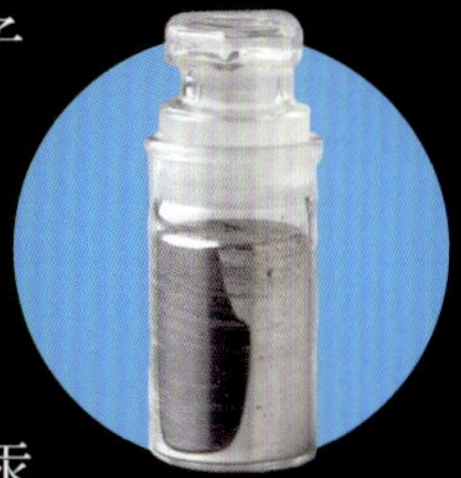

一饮而尽

如果你吃了很咸的东西，血液中的钠含量就会上升。为了维持平衡，细胞中的水分就会渗出，进入血液中，冲淡钠离子的浓度。细胞失去了一些水分之后，就会向大脑发出紧急信号，告诉你：该喝水了。

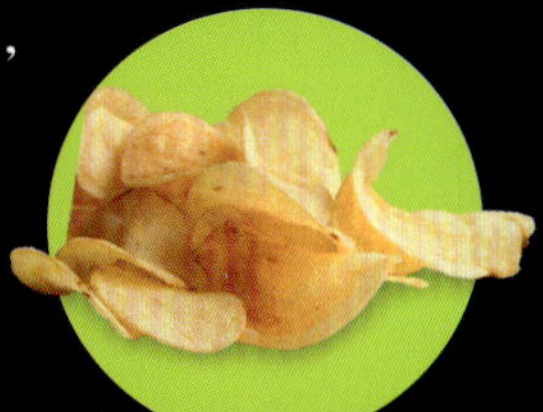

保持平衡

当你处在长身体的年纪时，多喝牛奶对你的身体健康非常有益。因为牛奶里含有大量的钙，有益于骨骼生长。而碳酸饮料里含有大量的磷，如果你喝了太多的碳酸饮料，就会干扰体内的钙/磷平衡，导致矿物质缺乏。

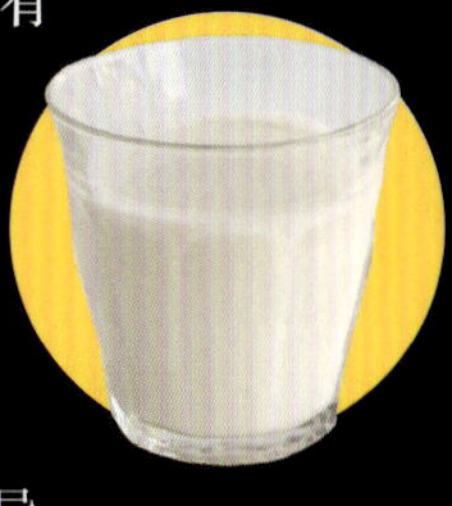

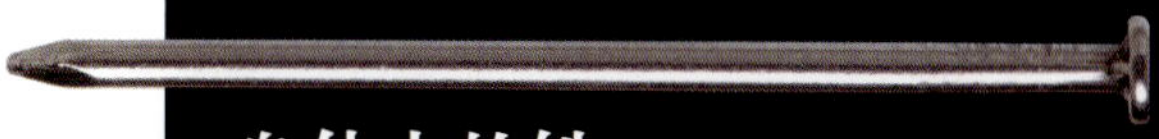

身体内的铁

你的体内含有很多铁元素，一个人身体内的铁可以制成一根大约7.6厘米长的铁钉。

主要矿物质

常量矿物质

人体各处都含有矿物质。这些矿物质来自你吃掉的食物。人体只有摄入足够的必需矿物质，才能保持身体健康。

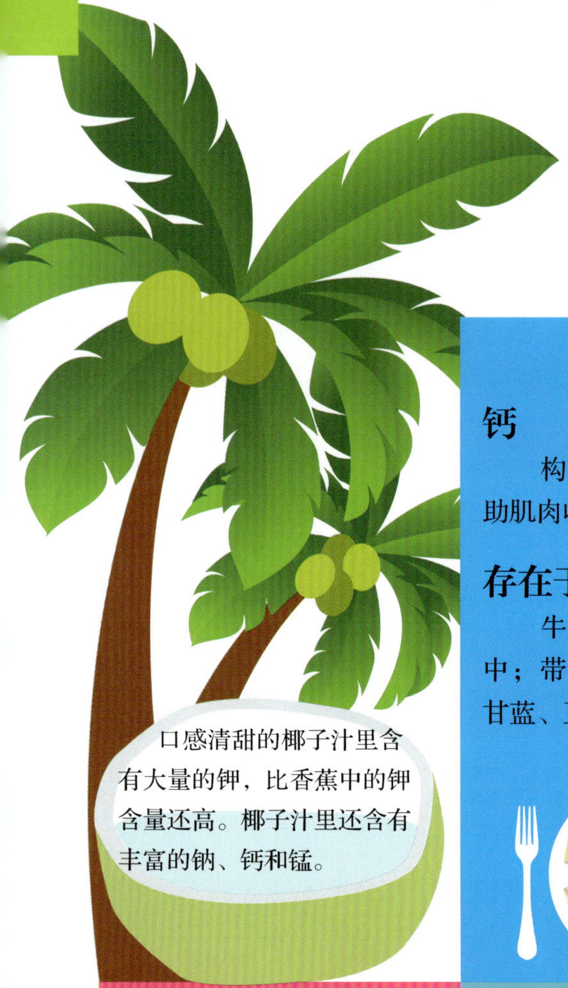

口感清甜的椰子汁里含有大量的钾，比香蕉中的钾含量还高。椰子汁里还含有丰富的钠、钙和锰。

钙 Ca

构成骨骼和牙齿；帮助肌肉收缩和舒张。

存在于

牛奶、奶酪等奶制品中；带骨鱼罐头、豆类、甘蓝、豆腐。

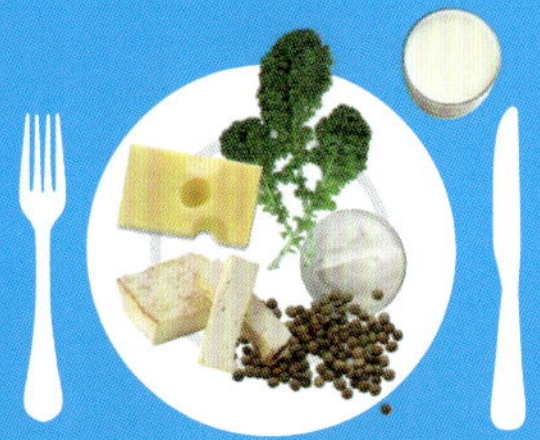

氯 Cl

有助于人体内水分平衡以及酸碱平衡。避免人体内潴留过多的水分。

存在于

所有的食物中，包括橄榄、生菜和食盐。加工后的食物中含有的量较多。

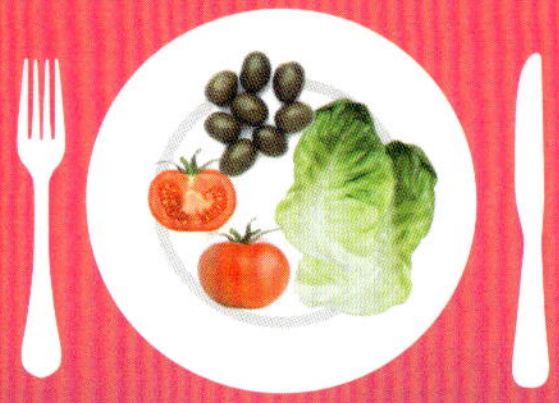

镁 Mg

组成骨骼；参与合成蛋白质，肌肉收缩，神经传输，以及加强免疫系统。

存在于

五谷杂粮、坚果、豆类和绿色蔬菜。

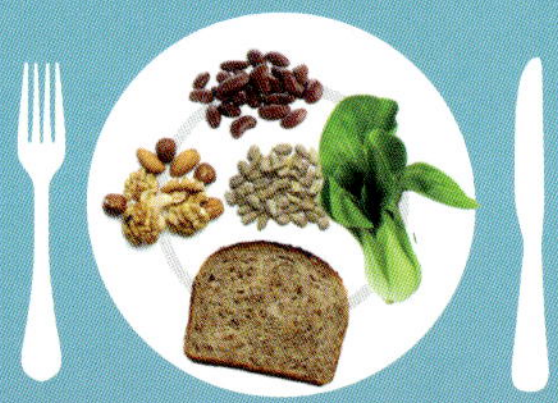

磷 P

有助于骨骼和牙齿的健康；组成全部细胞。

存在于

肉类、鱼类、禽类、蛋类、牛奶、坚果、豆类、谷类、果脯、全麦面包和米饭。

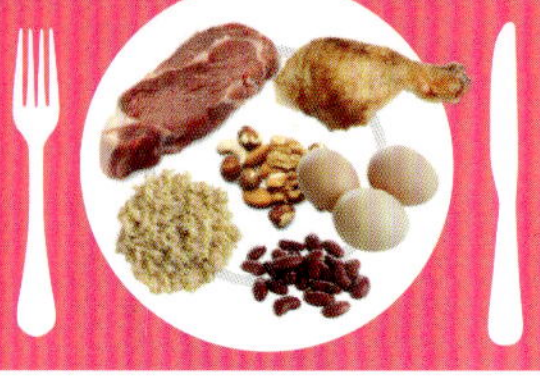

钾 K

有助于人体内的体液平衡，神经传输以及肌肉收缩。

存在于

牛油果、香蕉、橘子汁、红薯、豆类、枣和鱼类。

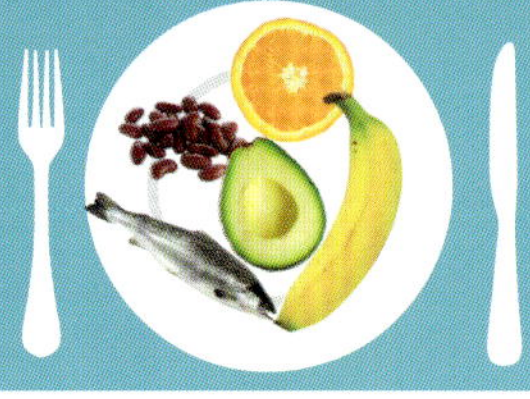

钠 Na

有助于人体内的体液平衡，参与神经和肌肉的生理功能。

存在于

食盐和大多数食物中。摄入太多的钠会导致高血压和心脏疾病。

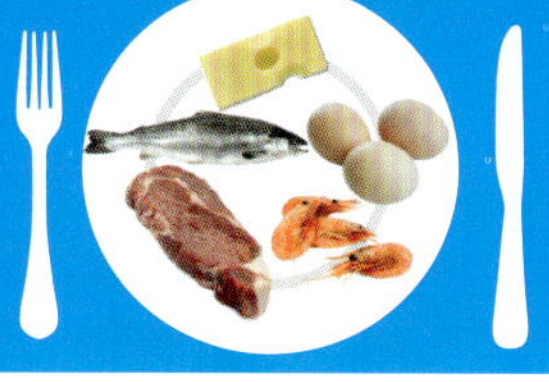

硫 S

有助于皮肤、指甲和头发的健康。

存在于

许多蛋白质类食物中，包括蛋类、豆类、肉类、鱼类、乳酪、牛奶和坚果。

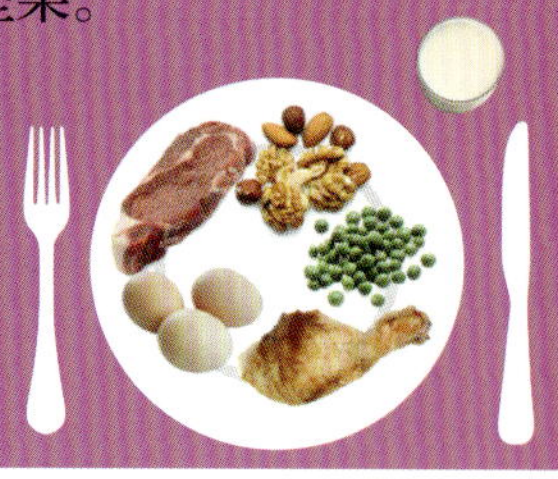

微量矿物质

顾名思义，微量矿物质是人体只需要非常少量的矿物质，不过微量矿物质在人体内却起到了非常重要的作用，包括利用营养和合成激素。

Cr 铬

和胰岛素一起调节血糖水平。

存在于

牛肉、火腿、鸡肉、肝脏、粗粮、加工肉类、贝类、苹果和香蕉。

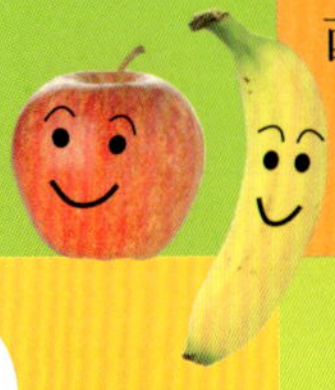

Cu 铜

有助于合成血液中运送氧的蛋白质。保持细胞膜的健康。

存在于

牡蛎、巴西坚果、豆类、绿叶蔬菜、肝脏和西梅。

F 氟

让骨骼和牙齿更加强壮健康；预防龋齿。

存在于

饮用水、海鲜（比如三文鱼、鳕鱼、虾）和茶。在芸豆、生菜和菠菜里也有少量的氟。

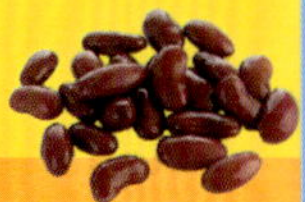

I 碘

用于合成甲状腺激素。甲状腺激素能够调节人体的生长、发育和新陈代谢。

存在于

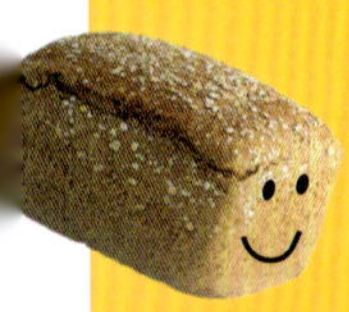

海鲜，从富含碘元素的土壤中生长的食物，加碘盐。

Fe 铁

用于组成红细胞，红细胞能将氧运往全身各处。铁元素还参与体细胞的能量代谢过程。

存在于

蚌、肝脏等内脏、牡蛎、红肉、蛋黄、豆类、谷物、干果、绿叶蔬菜和坚果。

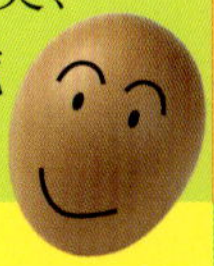

Mn 锰

有助于调节血糖，以及将食物转化为能量。对神经和大脑的健康非常重要。

存在于

坚果、粗粮、干果、绿叶蔬菜、红薯、豆类、菠萝。

Mo 钼

触发许多有重要功能的酶。

存在于

肉类、肝脏、豆类、谷物、绿叶蔬菜和燕麦片。

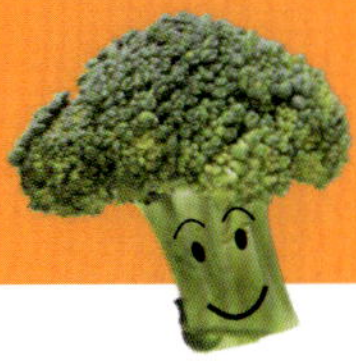

Se 硒

有抗氧化作用，能修复细胞损伤。

存在于

坚果、肝脏、牛肉、谷物、蘑菇和蔬菜。土壤中硒元素水平的高低，会影响该地区的动植物体内硒元素的水平。

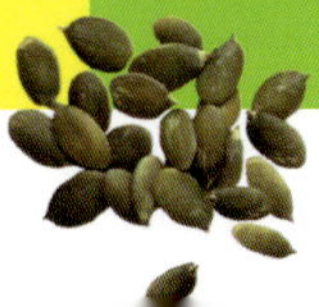

Zn 锌

参与合成大约200种酶；保护免疫系统；对保持味觉的敏锐也十分重要。

存在于

肉类、贝类、牛奶、粗粮、鲱鱼和南瓜子。

小问题

1. 以下哪种食物中富含硒?
   A. 杏
   B. 巴西坚果
   C. 海鲜

2. 以下哪种不是微量矿物质?
   A. 镁
   B. 锰
   C. 钼

3. 以下哪种水果是补充钾元素的最佳选择?
   A. 橘子
   B. 香蕉
   C. 苹果

4. 牙膏中含有以下哪种矿物质?
   A. 磷
   B. 氯
   C. 氟

5. 以下哪种食物是补充钙元素的最好来源?
   A. 土豆
   B. 奶酪
   C. 梨

有益身体的纤维素

食物中的纤维素

人体所需的纤维素的量因人而异，不过纤维素依然是十分重要的。记住哦，有些食物虽然有益于身体健康，但却完全不含有纤维素，看一看下面这个表格吧：

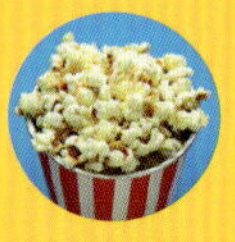
1份爆米花
=2.5克纤维素

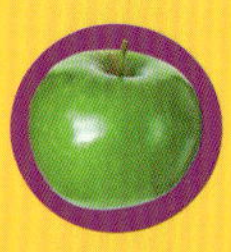
1个带皮的苹果
=4克纤维素

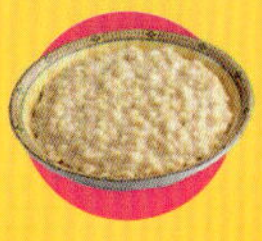
45克（半杯）燕麦片
=4克纤维素

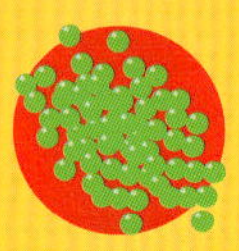
75克（半杯）冷冻豌豆
=4克纤维素

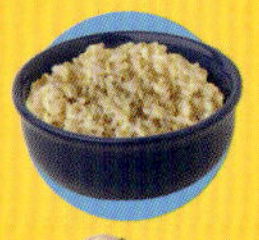
95克（半杯）糙米
=4克纤维素

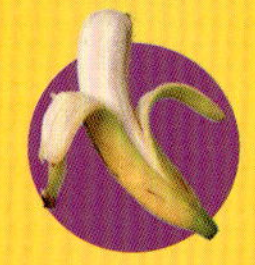
1根香蕉
=2克纤维素

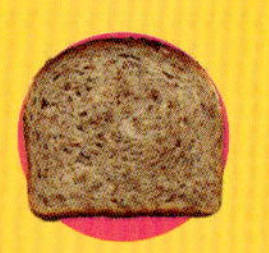
1片全麦面包
=2克纤维素

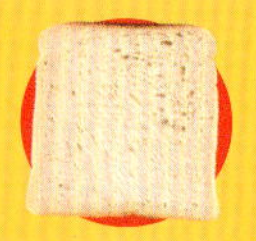
1片白面包
=1.5克纤维素

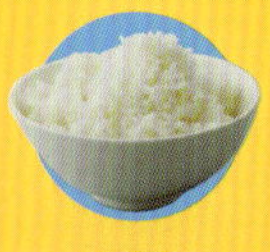
75克白米饭
=1克纤维素

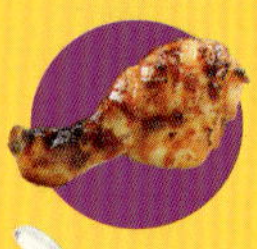
1个鸡腿
=0克纤维素

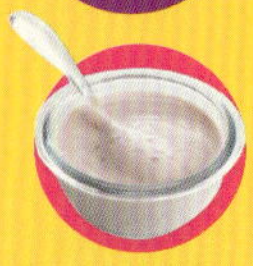
1杯酸奶
=0克纤维素

什么食物里有纤维素?

你肯定已经吃过纤维素了。大多数纤维素存在于蔬菜和水果的果皮和种子中。如果你每天都吃这一类食物——无论是新鲜的、冰冻的，还是罐装的，你都能从中获得身体所需的足够的纤维素。还有哪些食物中含有丰富的纤维素呢？有很多选择：全麦麦片、土豆、糙米、豆类和坚果，等等。

纤维素能促进消化，*调节血液中的血糖水平*，让体内的能量**保持稳定**。

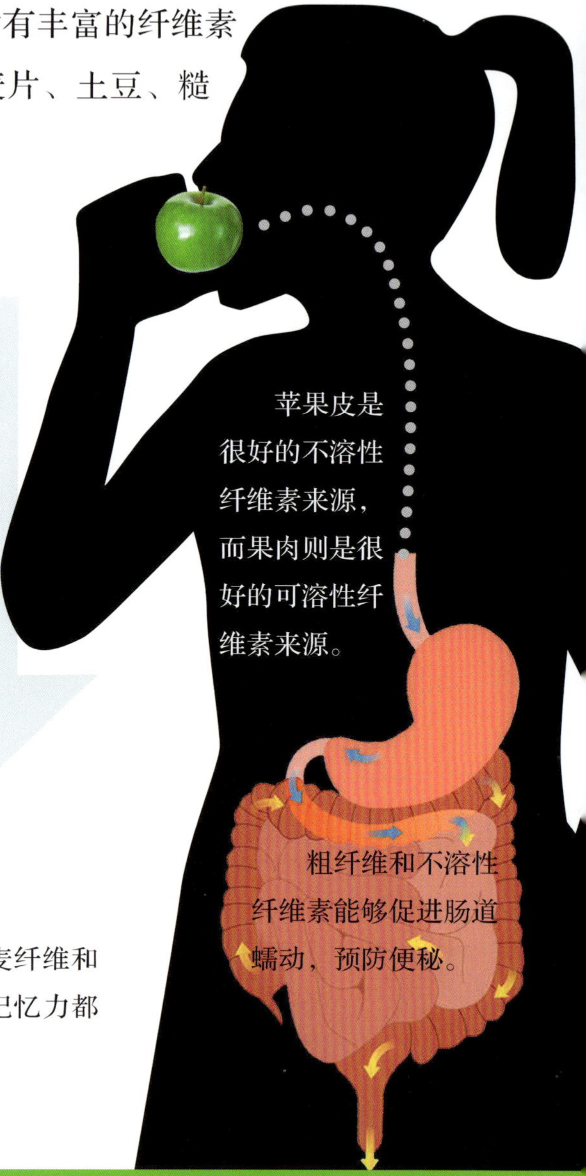

研究表明，每天都吃含有全麦纤维和蛋白质的早餐的儿童，注意力和记忆力都比较好，而且不容易厌学。

在西方国家，人们**100年前**饮食中的

纤维素是一种人体无法消化的碳水化合物，能够让食物团缓慢地通过肠道。这样有助于消化，避免很多有害身体的情况发生。

纤维素分两种

可溶性纤维素

可溶性纤维素能够溶解在水中，主要存在于豆类、燕麦麸皮、胡萝卜、橘子和苹果中。可溶性纤维缓缓地通过消化系统，让你更有饱腹感。它还能降低食物中脂肪的吸收率，并减缓进食后血糖升高的速率。因此，多吃富含可溶性纤维的食物能够控制糖尿病（患者血糖含量过高）。

……和不可溶性纤维素

不可溶性纤维素不能溶解在水中，主要存在于类似小麦、玉米和蔬菜这样的食物中。这种纤维在通过消化系统时会不断吸收水分，增加粪便的重量，因此能促进排便的通畅。

这两种纤维素人体*都需要*，这样才能保持心脏和肠道健康。

如果没有摄入足够的纤维素，会怎么样呢？

饮食缺乏纤维素会导致便秘。这是因为食物残渣不能快速、顺畅地从肠道排出。食物残渣变得又干又硬，很难排出体外。多喝水能缓解这个问题。

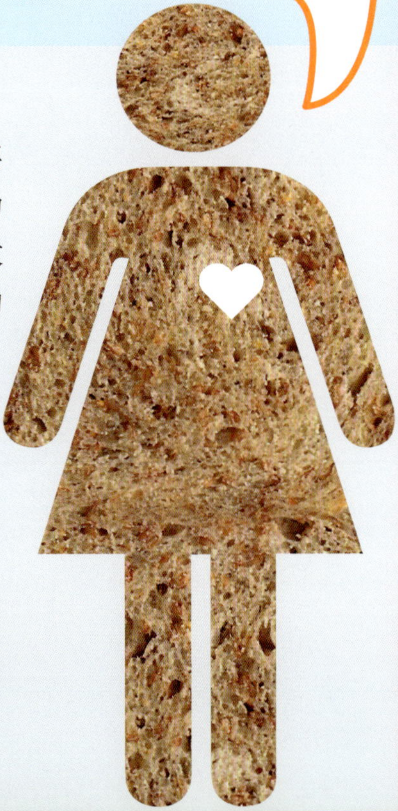

小问题

每次吃了高纤食物之后，我就总是喜欢放屁，怎么办？

你可以改变一下饮食习惯，比如不吃豆类和油腻的食物。多喝水也许能缓解这个问题。另外，在嚼口香糖的时候注意不要吞咽空气哦。

屁是什么组成的？它们来自哪里呢？

屁是肠道产生的气体，其中包含我们吞下去的空气、从血液中进入消化道的气体、肠道消化过程中产生的气体。

为什么屁是臭臭的？

屁含有硫化氢（有一股臭鸡蛋味儿），以及称为吲哚和粪臭素的臭味物质。不过，你可能不会相信，在有些香水中添加了这样的臭味物质，只不过是微量的！

儿童每天要放多少个屁？

每个人每天都不一样，不过平均一天大约14次。

为什么吃了豆子后容易放屁？

豆子含有人体无法消化的糖类。大肠中的细菌会分解这些糖类，产生气体。这个过程有点像发酵面包。不过不要担心，在进食富含纤维素的食物后放屁是非常正常的现象。

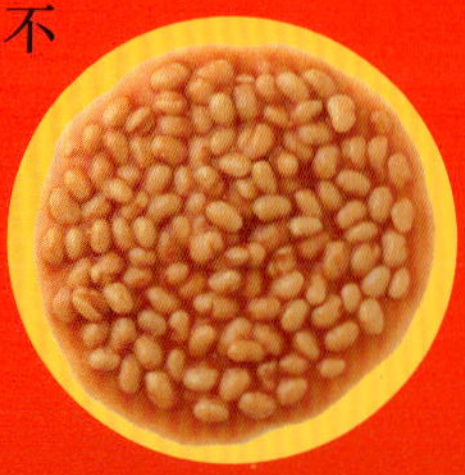

纤维素含量要比今天高*10*倍！

大脑的食物

牛油果

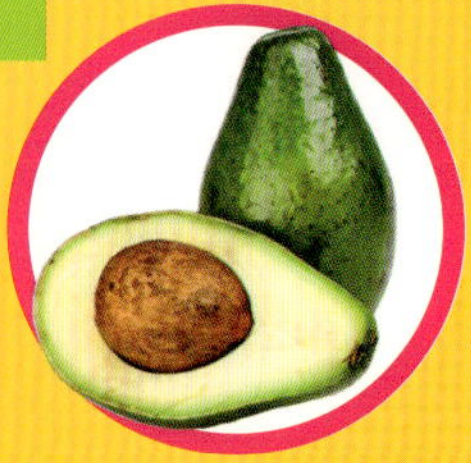

牛油果含有一种称为油酸的脂肪酸，可以用于合成大脑外层覆盖的磷脂层，有助于神经信号快速传递。

鸡蛋

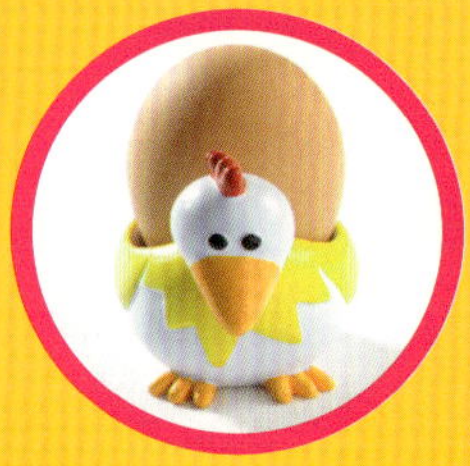

鸡蛋含有丰富的卵磷脂，是大脑完成各项生理功能的必需营养素。鸡蛋中还含有ω-3脂肪酸，有助于形成脑细胞之间的连接结构。

菠菜

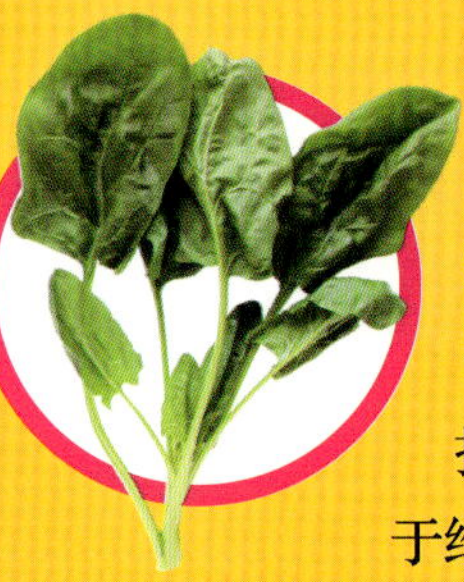

菠菜是一种B族维生素——叶酸的极好来源。叶酸能够保护大脑神经元，还有助于维持正常的脑循环。

红肉

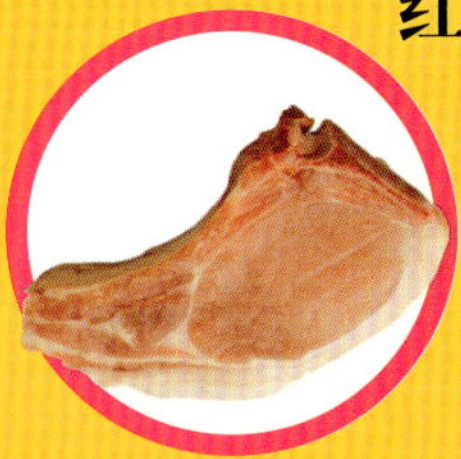

肉类富含铁元素，参与神经递质的产生，促进情绪健康和正常的大脑生理功能。

红薯

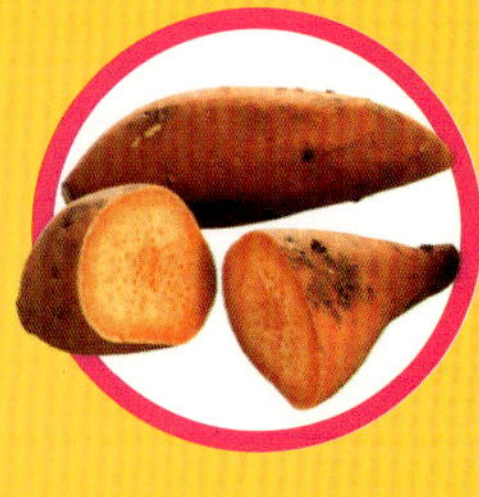

深橘红色的红薯富含一种抗氧化物——胡萝卜素，胡萝卜素在人体内能转化成维生素A，维生素A用于产生大脑中的神经细胞。

大脑的食物

大脑主要由脂类构成，以碳水化合物作为能量来源。与身体的其他部分一样，大脑也需要营养，比如蛋白质、脂肪和维生素。有些种类的脂肪参与脑细胞的生成，对大脑非常重要。多吃富含这些营养的食物，有益于你的记忆力、注意力和情绪。

多脂鱼肉

多脂鱼肉中富含有益大脑的脂肪，能够提升记忆力和学习能力。

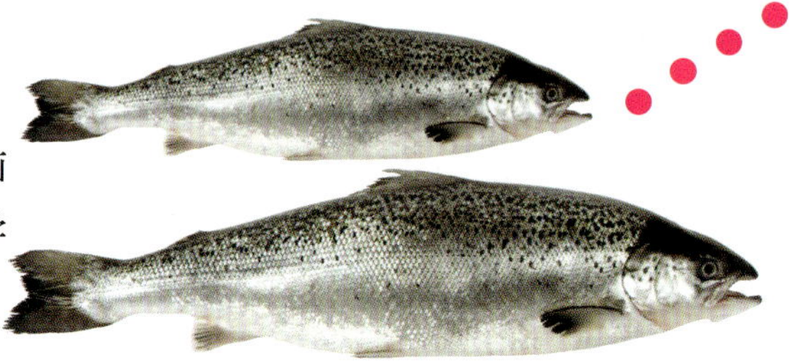

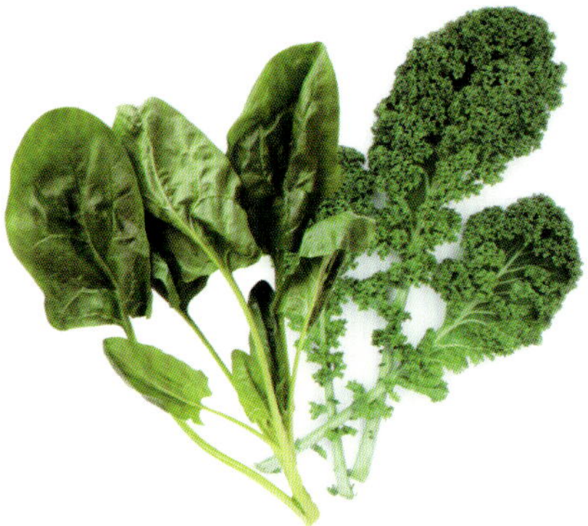

绿叶蔬菜

蔬菜中含有大量的维生素和抗氧化物，有助于保持敏锐的头脑。

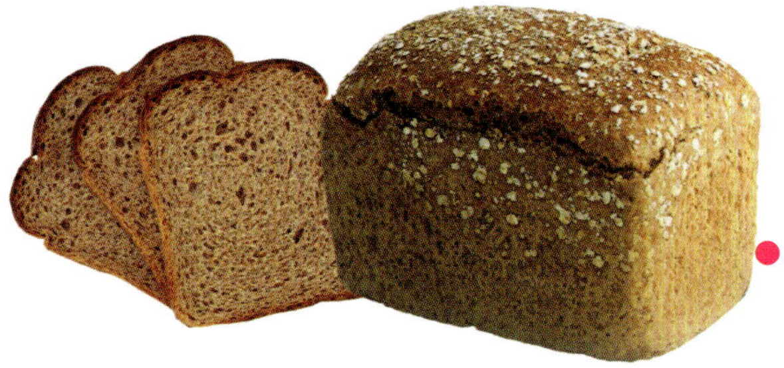

全麦面包

粗粮能够为大脑提供缓慢、稳定的能量供给，让大脑时刻充满活力。

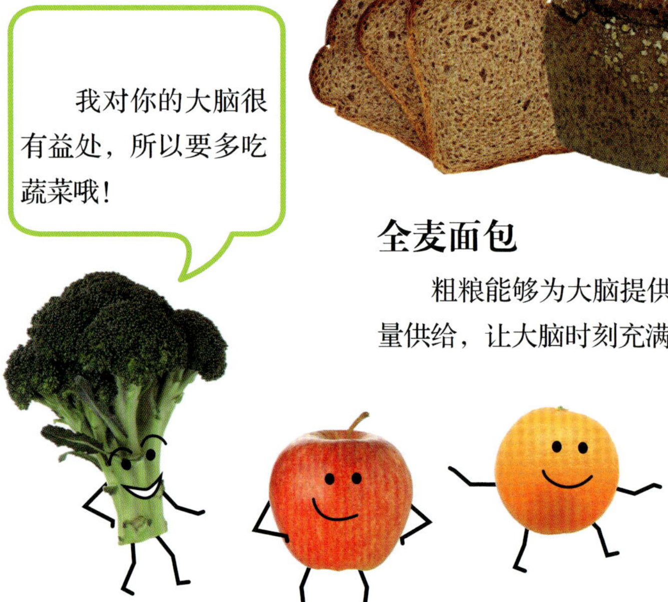

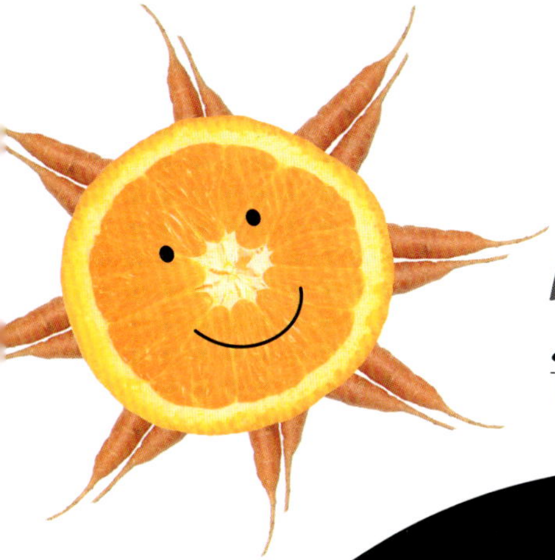

快来*晒晒太阳*吧，你的**大脑**需要*维生素D*！

核桃的外形看起来也有点儿像大脑呢！

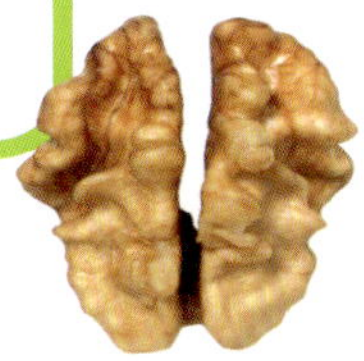

核桃

核桃中含有丰富的ω-3脂肪酸，是最佳的补脑食物之一。

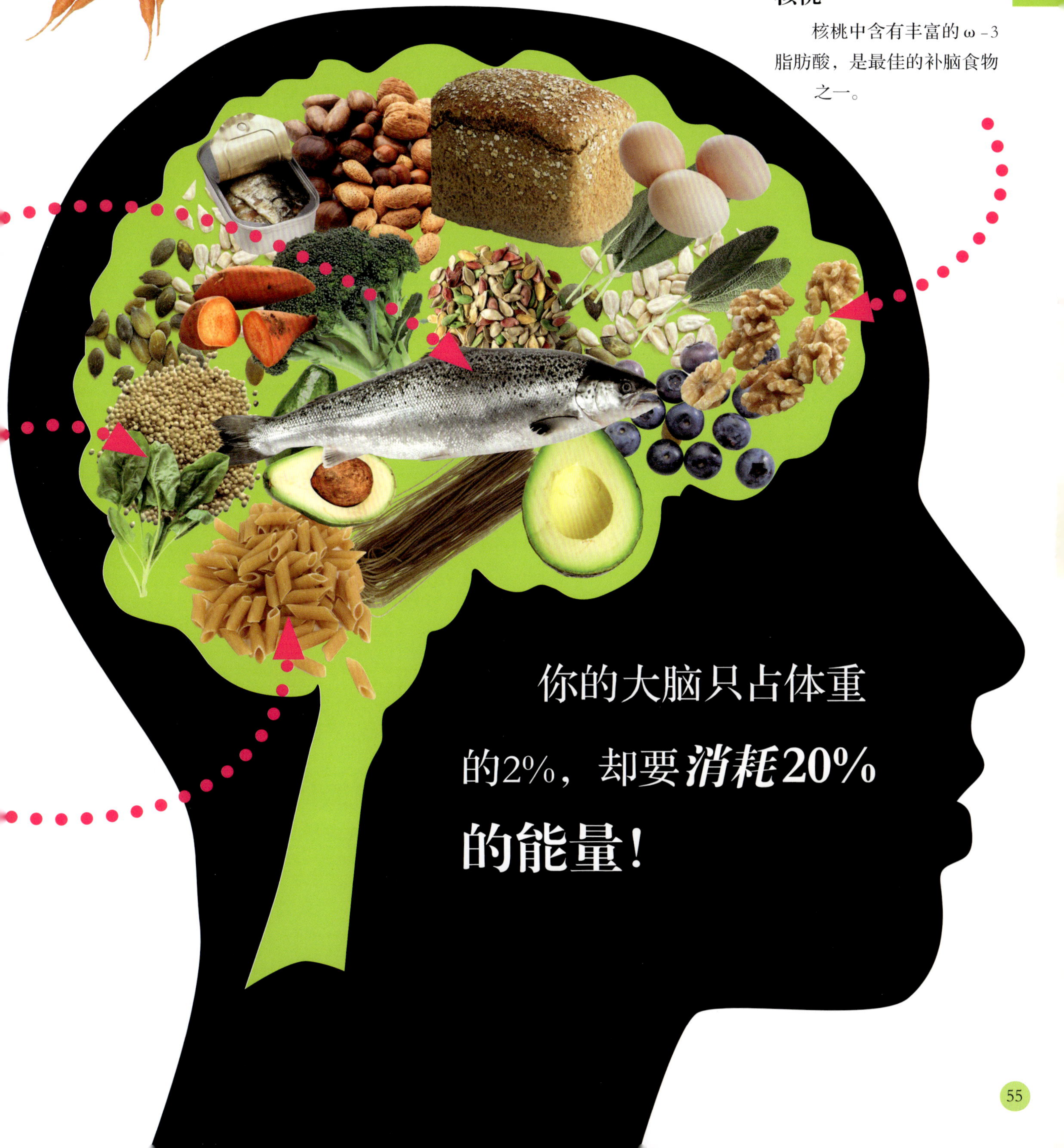

你的大脑只占体重的2%，却要***消耗*20%的能量！**

吃掉“彩虹”

食物就像彩虹一样五彩缤纷！各种颜色的食物都要吃，比如绿色、红色、白色、紫色和橘红色，因为许多色彩鲜艳的水果和蔬菜含有植物营养素，比如胡萝卜素、花青素等。这些植物营养素能抵御疾病，加强免疫系统，让我们的身体更加健康。

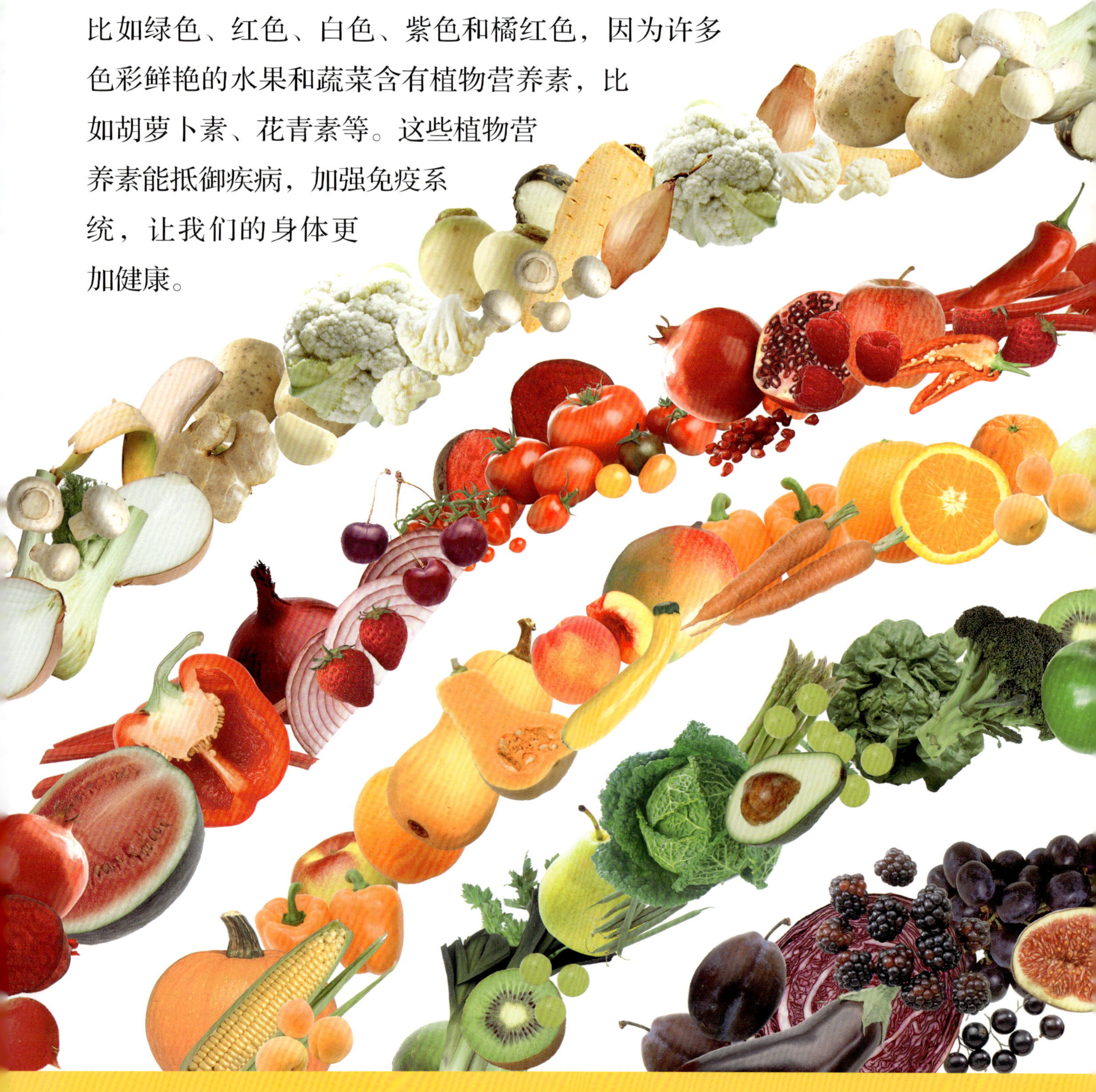

在你的食谱里，*加入大量*彩虹般的*水果和蔬菜*吧！

食物的颜色

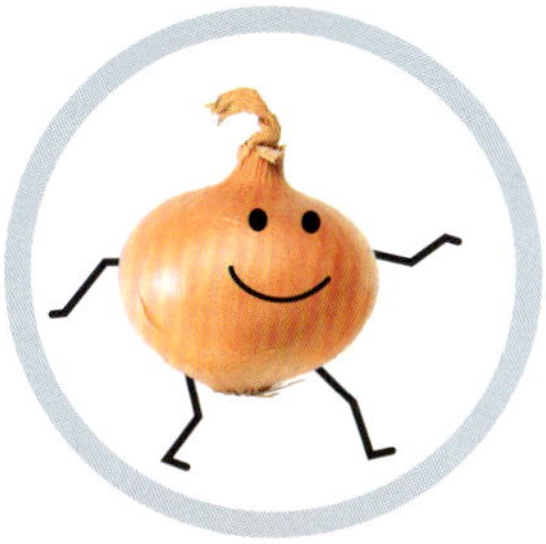

白色的蔬菜，比如花椰菜、洋葱和大蒜，含有植物营养素（见右边栏），能够保护你的身体，抵御细菌、病毒和癌症。

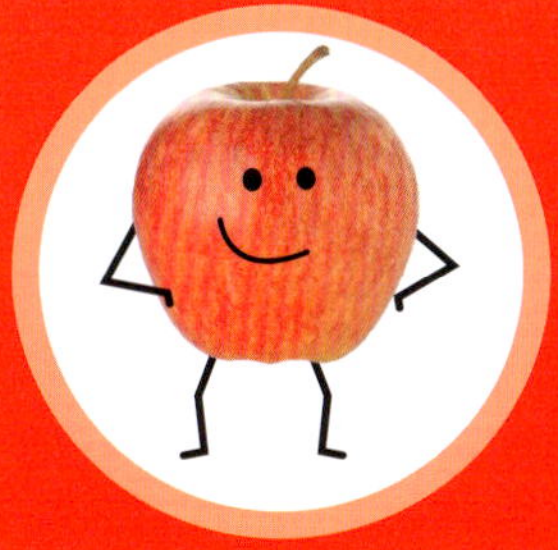

红色的水果，比如苹果和草莓富含抗氧化物。西红柿是番茄红素的极好来源，能够抵御疾病。

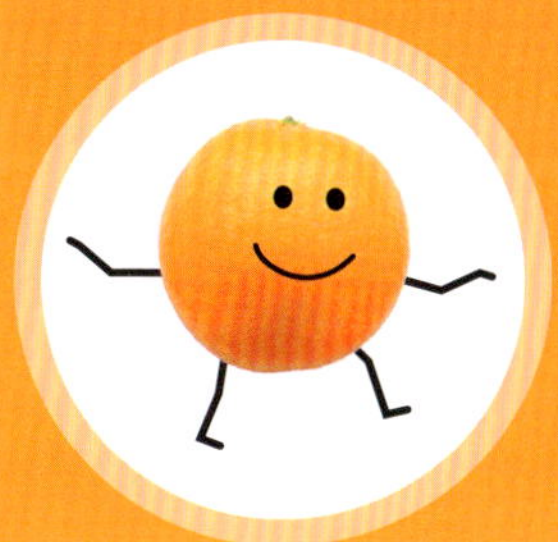

橘红色的南瓜、胡萝卜和橙子是极好的护眼食物。在这些水果和蔬菜中含有胡萝卜素，能在人体内转化成维生素A，有助于保持良好、清晰的视力。

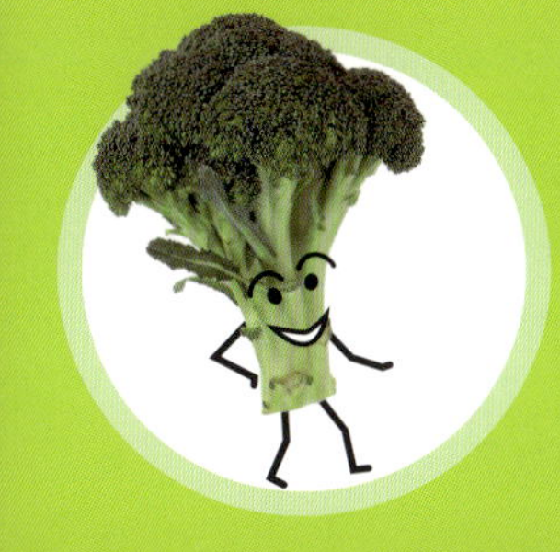

绿色的蔬菜和水果中含有大量的抗氧化物，让你的头脑和身体都能一直保持活力。这类食物还包括西蓝花、甘蓝、菠菜、豆类、黄瓜、豌豆、芦笋和猕猴桃。

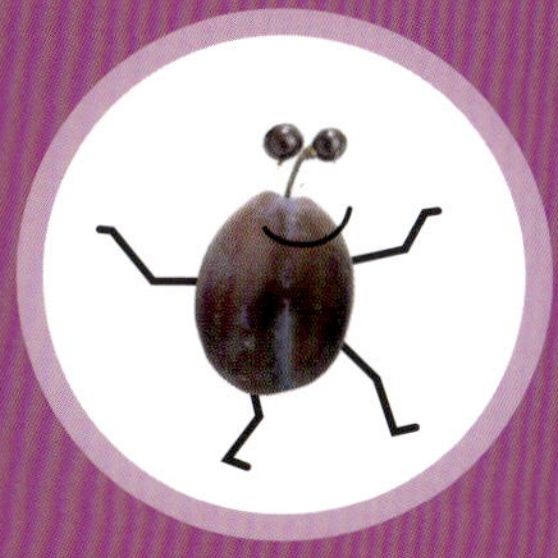

紫色的食物比如黑莓、蓝莓、葡萄、李子、茄子、甜菜根和葡萄干中，含有能够抵御疾病的化学物质。

你会更**健康**哦！

植物中的化学物质

植物中含有一系列天然的化合物，能保护人体免受伤害，这些化合物称为“植物营养素”，所有的植物都含有某些植物营养素。植物营养素有数千种，但是人们目前只研究清楚了大约100种。虽然植物营养素并不是人体所必需的营养素，但依然对人体健康很有益处。

水果、蔬菜和其他植物性食物中的植物营养素，能够从不同的方面保护人体，让你更不容易得病。

与维生素不同，植物营养素不会在食物的准备和烹调过程中被破坏。其实，有时候还是相反的情形：西红柿中的番茄红素在烹饪做成番茄汤或者番茄酱之后，反而更加浓缩，容易被人体消化吸收。

研究表明，每天进食大量的水果和蔬菜的人群，更不容易得某些疾病。

抗氧化物

植物营养素在人体中还能起到抗氧化作用。也就是说，它们能抗击一些有害物质（如自由基），防止这些物质损伤人体细胞。

自由基来自空气、污染物、食物和药物，进入人体后能够损害人体细胞。

虽然氧气是生命所必需的物质，但当我们吸入氧气后，在人体中会发生氧化反应，产生的自由基就会攻击正常的体细胞。而神奇的抗氧化物能够抵御这些有害的自由基。

每天进食大量“彩虹”般多彩的水果和蔬菜，能够摄入足量的抗氧化物，阻击有害的自由基，促进身体健康。抗氧化物在颜色深浓的蔬菜和水果中含量更加丰富。

烹调还是

自从我们的祖先发现了火，并学会了烹饪食物之后，人类的生活便从此改变了。当原始人能够摄入更多的蛋白质，大脑也就开始逐渐发达，为我们成为今天这样的智慧生物奠定了基础。不过，对于蔬菜这样的食物来说，我们到底应该是做熟了再吃，还是应该生吃呢？

优点

加热有助于更高效地释放出一些营养素，不过没有一种烹调方式能尽善尽美——不同情况要不同分析。

- 烹调蔬菜，即使在非常短的时间内，也会让蔬菜更易于咀嚼和消化。
- 烹调西红柿时，能够破坏坚韧的细胞壁，释放出一种称为番茄红素的植物营养素。在番茄酱中，番茄红素的浓度更高。然而人体是无法从生西红柿中摄取这种营养素的。
- 人体无法从生的蔬菜如胡萝卜、南瓜、红薯和辣椒中，摄取一种称为胡萝卜素的抗氧化物。这些蔬菜只有经过烹饪之后，其中所含的胡萝卜素才能被人体吸收利用。
- 烹调后的食物更易于被人体消化、吸收。
- 烹调能杀死细菌，破坏有毒物质。

缺点

有时候，加热会破坏细胞，导致营养流失。

- 用水煮蔬菜时间太长，会损失其中的营养，比如维生素C和B族维生素就会在煮蔬菜的水中，随水流失了。
- 烹调之后，菠菜中所含2/3的维生素C都会流失掉。
- 有些抗氧化物在烹调时会被大量破坏。
- 在煮过之后，蔬菜原本鲜亮的色彩变得黯淡无光。

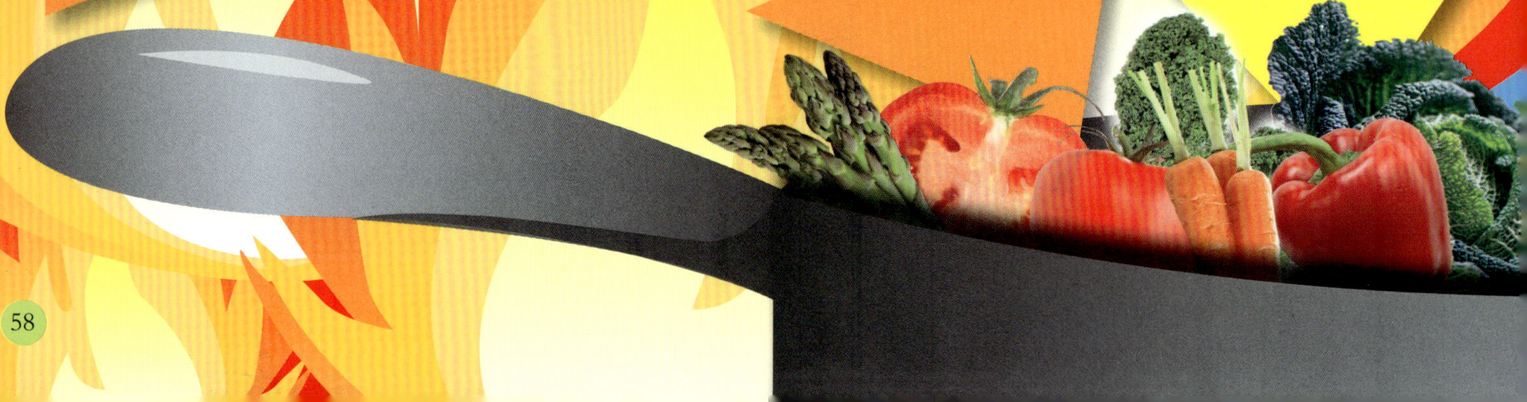

生吃？

为什么我们要把肉类和鱼类做熟了吃呢？

研究显示，如果我们只吃生食，我们每天需要花9个小时吃东西，才能满足大脑和身体正常的生理需求！这就是为什么我们所吃的食物大部分都是熟食。烹调红肉类、鱼肉和禽肉不仅可以杀灭细菌，还能增加风味，改善口感。熟食更易于人体的消化和吸收。

生食

- 多花点时间咀嚼生的蔬菜能够更好地切碎食物，有助于消化。食物在消化道中也更容易消化、吸收。
- 吃新鲜的生西红柿可以摄入大量维生素C。不过如果西红柿没有经过烹饪，其中有益人体健康的植物营养素——番茄红素就无法被吸收利用。
- 西蓝花也许更适合生吃，因为烹调过程会破坏其中所含的一种酶，这种酶能够保护人体抵御疾病。

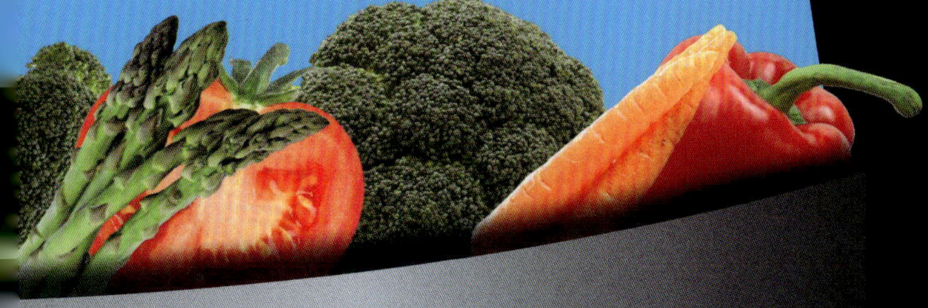

烹调食物注意事项

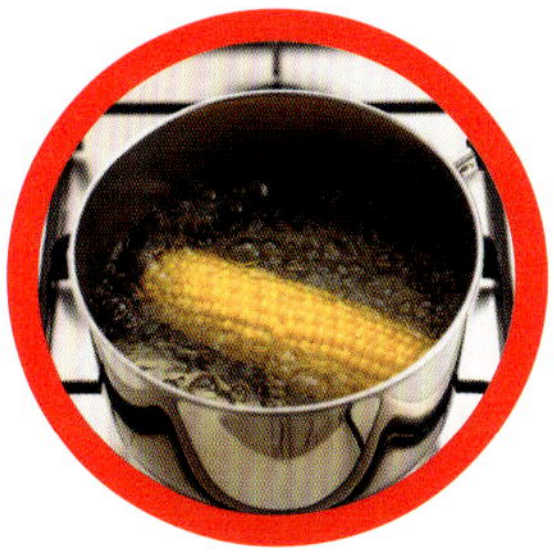

煮

对于像玉米或南瓜这样的蔬菜来说，用水煮之后，有助于人体吸收其中所含的抗氧化物。但是，其他一些蔬菜在水煮过后可能会损失大量的维生素C。

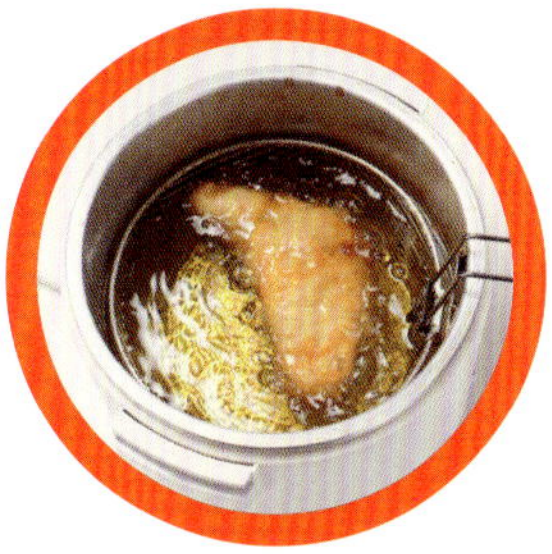

炸

这是烹调蔬菜最不好的做法之一，会破坏大量的营养成分，还会产生有害身体的自由基。不过，用少许油爆炒蔬菜可以保留维生素，其中添加的油脂还有助于脂溶性营养素的吸收。

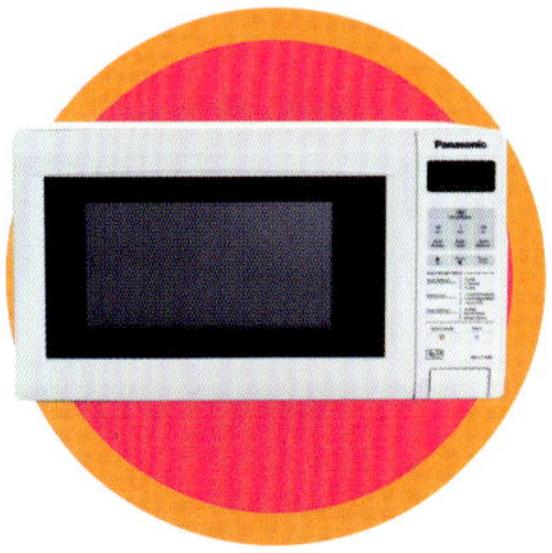

微波

用微波炉来烹制蔬菜，能保留其中90%的维生素C，不过有时候吃起来口感不太好。

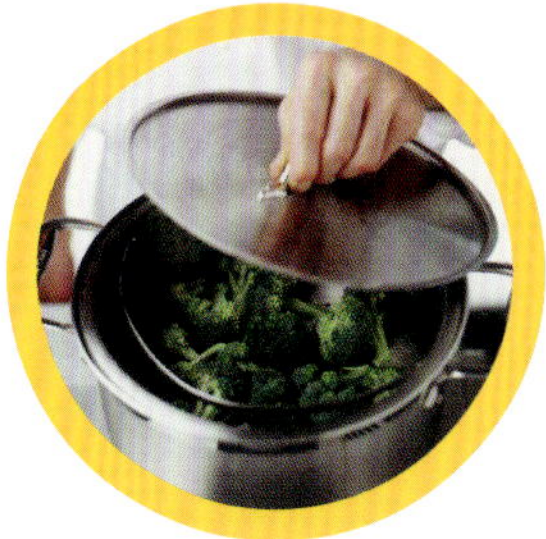

蒸

蒸熟蔬菜要比用水煮保留更多的维生素，而且摄入体内的脂肪很少，因此蒸蔬菜也是一种不错的烹调方法。

你*真的*是吃下去的东西组成的吗？

如果你真的是吃下去的东西构成的，你想成为一个什么样的人呢？是这一页中健康的蔬菜、水果、瘦肉和粗粮构成的，还是下一页中的甜点和垃圾食品构成的？

你知道吗？

- 世界上最早的面条大约在公元前200年前出现在中国。当时的诗人把面条比作蚕丝般的质感！
- 大多数人发现，吃了芦笋之后，排出的尿液有一股奇怪的味道。这是一种含硫化合物引起的，它的化学结构与臭鼬分泌物很接近呢！
- 研究揭示，多吃粗粮、豆类（比如大豆、豌豆）和坚果，能为我们的身体提供成百上千种有益健康的植物营养素。
- 花生在地下结果，属于一种豆科植物，而不是坚果。
- 牛油果是蛋白质和脂肪含量最高的水果。而且，牛油果中含有的脂肪也是非常有益健康的不饱和脂肪。
- 花生是炸药的制作原料之一！花生中含丙三醇（又叫作甘油），丙三醇可用于合成硝酸甘油，而硝酸甘油是炸药的主要成分。

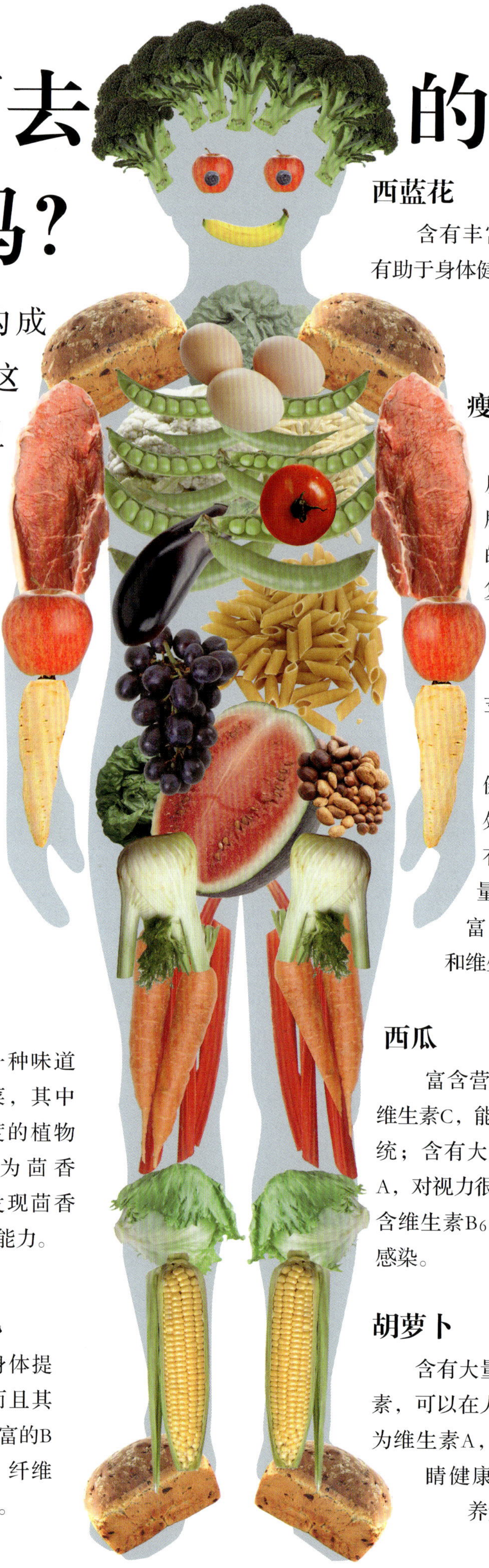

西蓝花

含有丰富的叶酸，有助于身体健康。

瘦肉

高蛋白质，低脂肪，对人体的生长和修复很重要。

西红柿

不仅仅只是味道好，它们还是维生素C和纤维素的很好来源。

苹果

对人体健康很有益处，几乎没有脂肪，热量很低，而且富含维生素C和维生素A。

茴香

这是一种味道浓烈的蔬菜，其中含有高浓度的植物精油，称为茴香脑。研究发现茴香脑具有抗菌能力。

西瓜

富含营养素，比如维生素C，能加强免疫系统；含有大量的维生素A，对视力很有益处；富含维生素B_6，帮助抵抗感染。

全麦面包

能为身体提供能量，而且其中还含有丰富的B族维生素、纤维素和铁元素。

胡萝卜

含有大量的胡萝卜素，可以在人体内转化为维生素A，是维持眼睛健康的必备营养素。

80:20原则

这并不是说，你最喜欢的点心完全不能吃了，而是要确保你的食谱中，大约80%为均衡、营养的食物，而其余20%你可以自由决定。

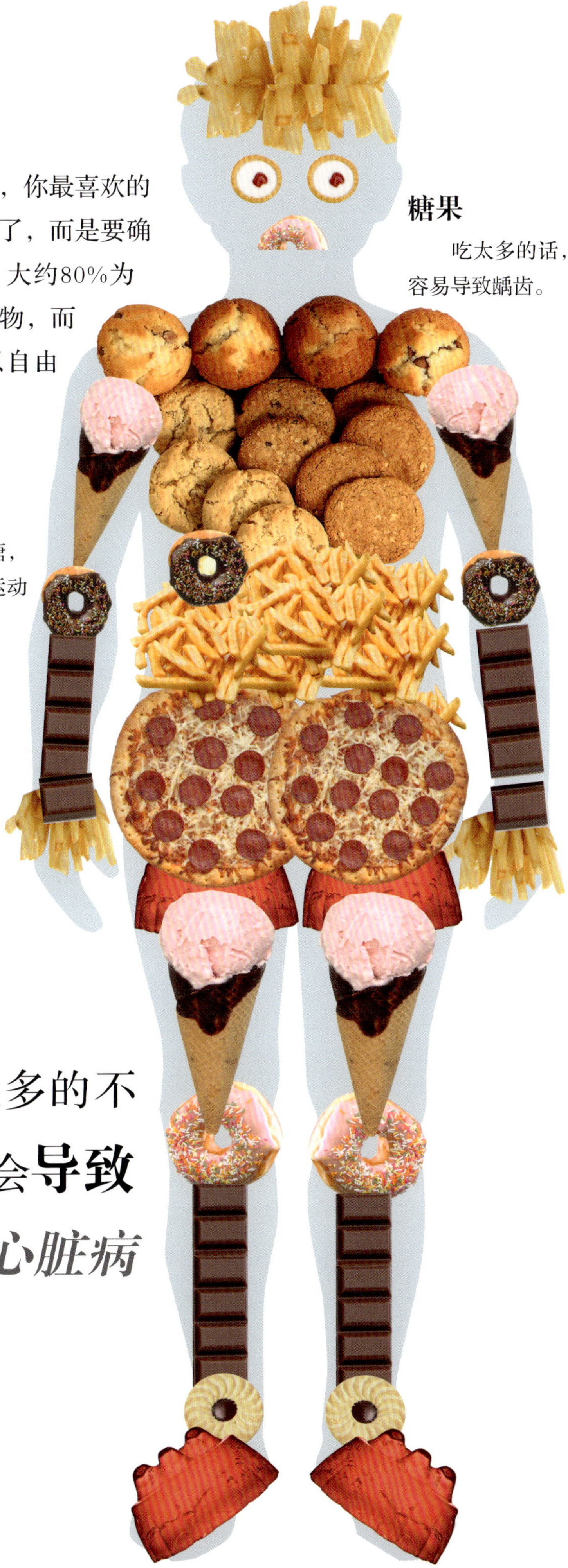

糖果

吃太多的话，容易导致龋齿。

甜甜圈

含有非常多的糖，如果进食太多又不运动的话就容易发胖。

土豆

是获取能量和维生素C的绝佳来源，但是油炸之后就不那么健康了。

吃太多的不健康食品会**导致** ***龋齿、心脏病和肥胖***。

小问题

为什么吃完意大利肉酱面以后，我总是特别想睡觉？

肉酱里的肉属于蛋白质类食物，里面含有色氨酸，色氨酸能够促进睡眠。意大利面属于碳水化合物食物，而碳水化合物能让色氨酸更高效地作用于大脑，因此你会感到昏昏欲睡。

人们每年会吃掉多少甜甜圈？

据统计，光是美国人一年就要吃掉100亿个甜甜圈！

什么是反式脂肪？

反式脂肪是一种人工合成的脂肪，对健康极为有害，应该严禁食用。在挑选食品的时候，仔细查看食品成分标签，确保里面不含有反式脂肪。如果在食品成分表中包含有“加氢油”“氢化油”等字样，也不要选择——它们就是反式脂肪。有些烘焙食品，比如饼干和蛋糕中就含有反式脂肪。

小测验

1 以下哪种维生素对视力有好处？

A. 维生素B_{12}

B. 维生素A

C. 维生素C

D. 维生素K

2 以下哪种蔬菜具有杀菌功能？

A. 芹菜

B. 茴香

C. 西蓝花

D. 胡萝卜

预防过敏

隐藏的危险

避免食物过敏貌似很容易，只要不吃对你来说过敏的食物就行了——比如你对花生过敏的话，没有人不认得花生的样子。不过，花生很可能“变身”为你根本察觉不到的形态，进入食物中——磨成花生酱，榨成花生油，等等。如果加工食品中添加了坚果，就必须在食品包装的标签上清楚标明。以下是一些可能含有坚果的食品：

蛋糕和饼干

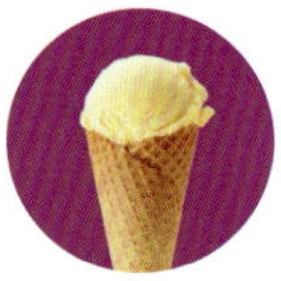

冰激凌

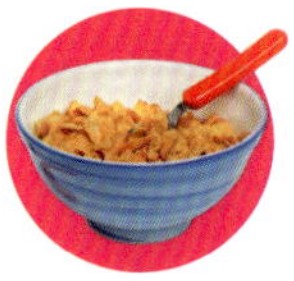

早餐麦片

与过敏相伴

如果你有严重的食物过敏，以下有几个注意事项，帮助你避免过敏：

• 告诉你的朋友和同学，为什么你不能吃某种食物。

• 如果有人给你吃你不太清楚成分的食物，请婉言谢绝。

• 永远也不要抱有侥幸心理，觉得可以“就吃一小口”。

• 如果医生给你开了抗过敏药物，记得随身携带。

• 戴上医药警示手环，或者其他表明你对什么过敏的配件。这样一旦当你发病，人们就会知道你是过敏发作以及为什么过敏。

过敏

有时候，人体将某种食物误认为有害物，这就是过敏。导致过敏的食物对大多数人来说都是无害的，甚至是有益健康的——比如鸡蛋、坚果、牛奶或者鱼。然而对于过敏的人来说，即使只是咬一小口，也可能会引发严重的后果。

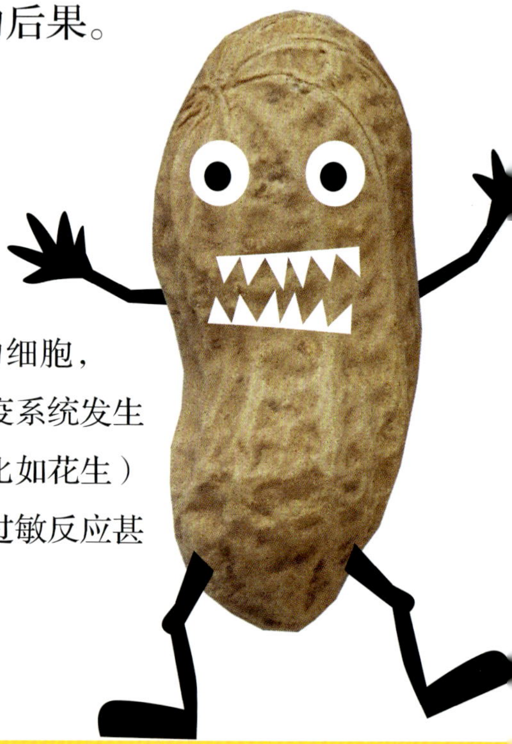

什么导致了过敏？

当病原体进入人体后，免疫系统就会立即派出特殊的细胞，抗击入侵者。然而有些人的免疫系统发生了混乱，将某种特定的食物（比如花生）当作入侵者。在有些情况下，过敏反应甚至可能是致命的。

什么导致了食物不耐受症？

吃了“错误”食物后，引发的另一种不良反应，称为食物不耐受症。食物不耐受与过敏不同，并不是由免疫系统引发的，而是人体不能很好地消化、吸收特定的食物。虽然食物不耐受症让人不太舒服，却没有什么危险性。

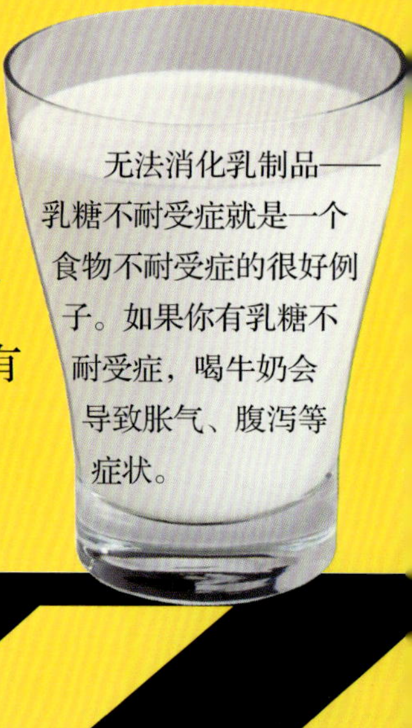

无法消化乳制品——乳糖不耐受症就是一个食物不耐受症的很好例子。如果你有乳糖不耐受症，喝牛奶会导致胀气、腹泻等症状。

过敏反应

当免疫系统发现了某种误认为“有害物”的食物时，一种称为“肥大细胞”的体细胞就会向血液中释放一种化学物质——组胺。组胺能导致过敏反应。很快，一系列令人不舒服的过敏症状就会随之出现。

过敏症状包括*眼睛发痒*，流鼻涕，皮肤起红疹以及舌头肿胀。

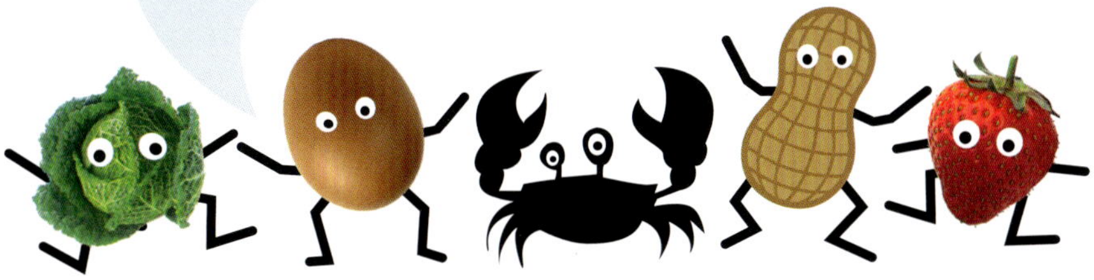

过敏反应中最严重、最危险的一种就是过敏性休克，可以在极短的时间内发生。过敏性休克可能导致人无法呼吸，需要进行急救。过敏性休克不仅仅因为吃了什么食物而触发，有些人甚至只是靠近某些过敏的食物，比如一碗坚果或者贝类，就能引发严重的过敏症状。

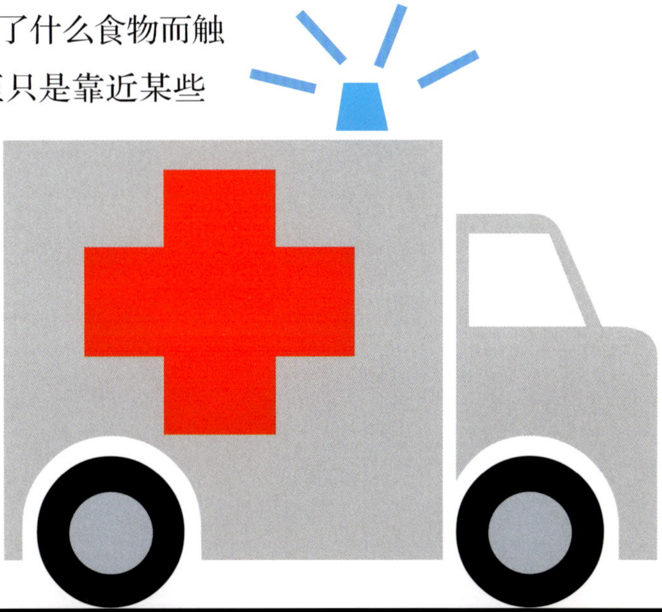

可能引起麻烦的食物

很多种不同类型的食物都能引起过敏或者不耐受症，其中最普遍的种类为：

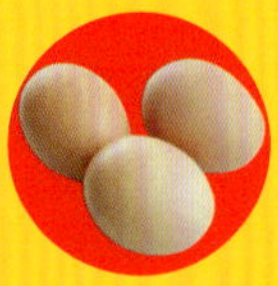
鸡蛋

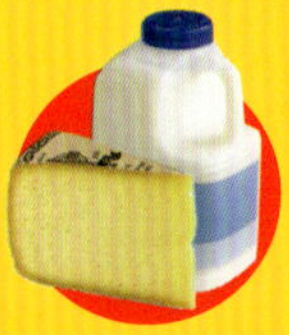
牛奶

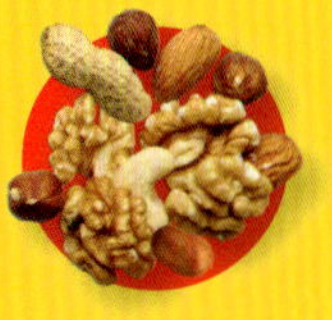
花生、坚果

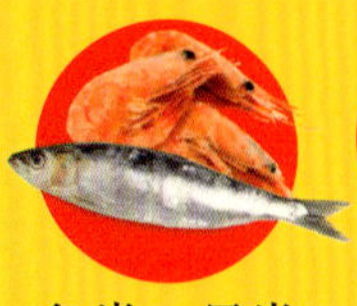
鱼类、贝类

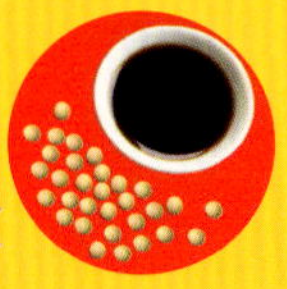
大豆

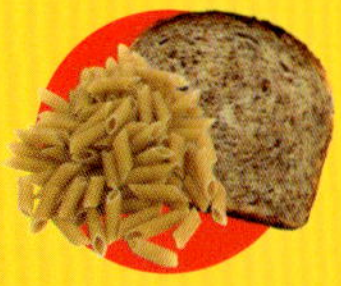
小麦

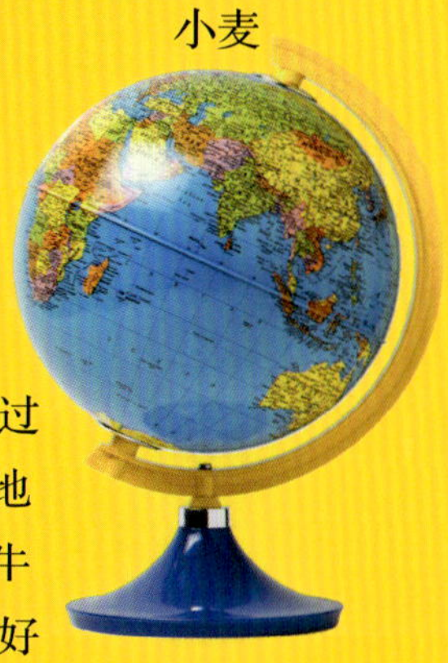

全球的不同

在世界上某些地区，有些类型的食物过敏和不耐受症比其他地区更为普遍。比如，牛奶中含有的乳糖不太好消化。在婴儿时期，我们的身体能制造出一种称为乳糖酶的消化酶，能够分解、消化乳糖。而随着我们的成长，身体内的乳糖酶越来越少，因此牛奶也就变得不好消化了。欧洲人体内乳糖酶的平均水平比亚洲人和非洲人要高，因此比较不容易出现乳糖不耐受症。

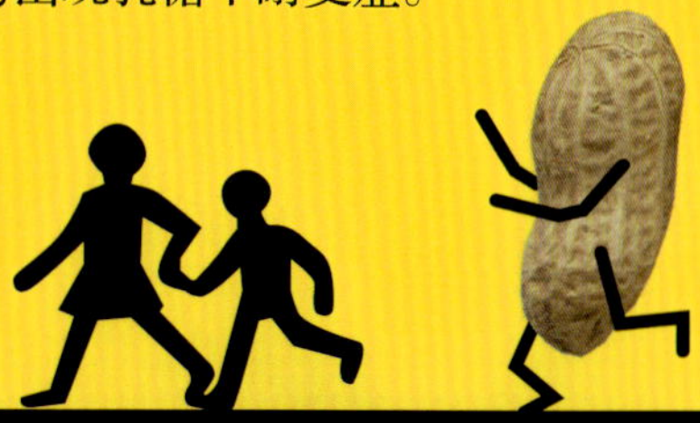

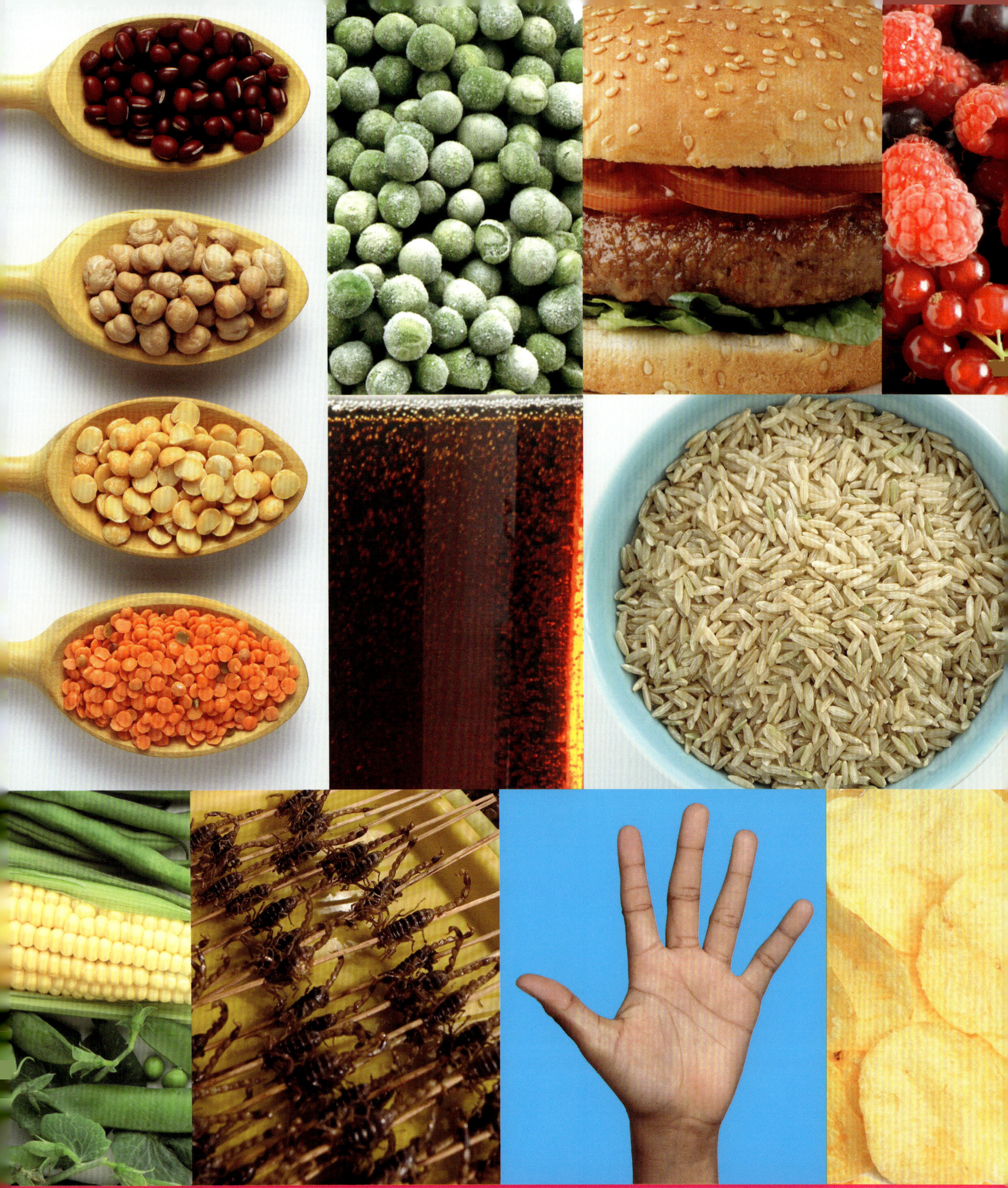

吃多少才足够？

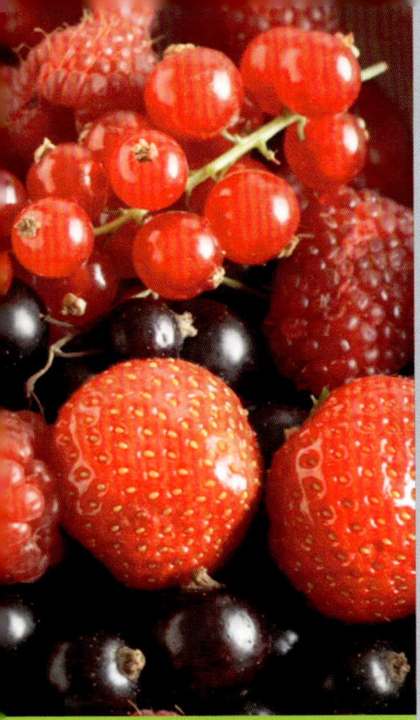

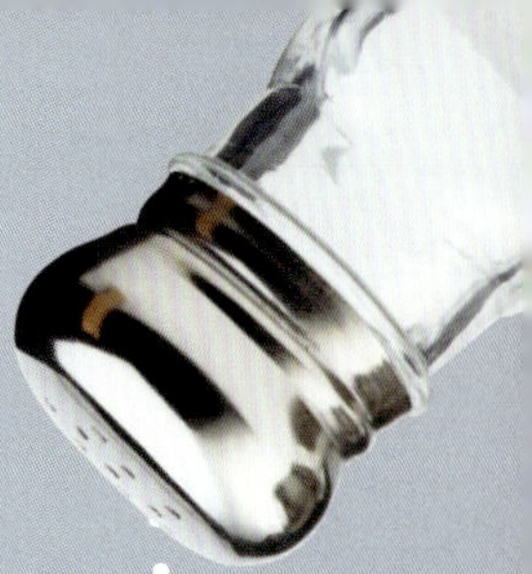

食物对每个人来说

都是必不可少的，如果没

有食物，我们就不能生存。

不过，有一个很重要的问题：

到底吃多少食物才足够呢？

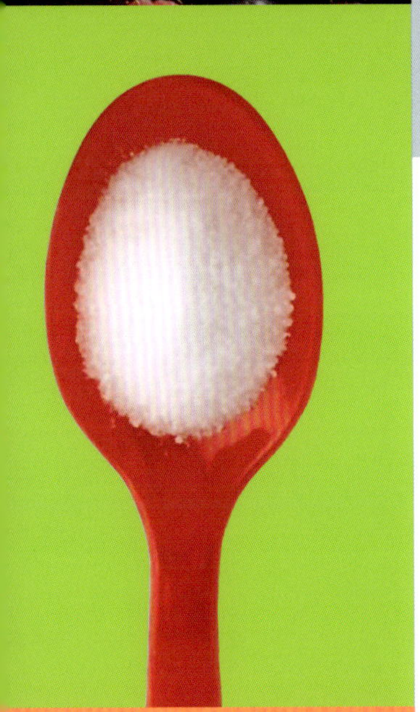

食物为人体提供生长所需的

能量和营养素，

让身体保持健康。

不过，摄入太多的食物，尤其是

一些无益于健康的食物，也会

引起不良的后果。

所以，要吃得恰如其分，

这样才能

拥有健康的身体，

过得开开心心。

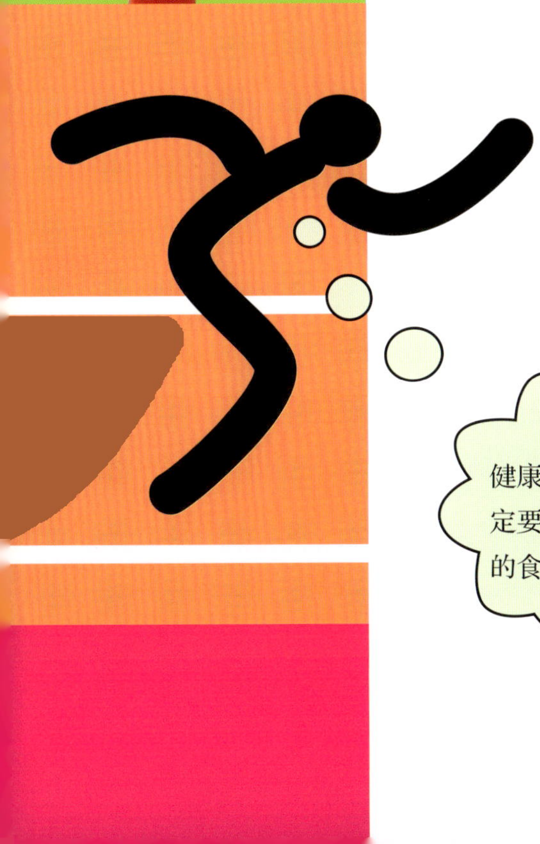

为了拥有健康的身体，一定要选择“正确”的食物哦！

用光殆尽

我们所吃的食物为身体提供能量，因此我们的身体才能完成各种各样的活动——跑步、走路、思考以及睡觉。我们每天到底需要多少能量，才能完成这些活动呢？

忙碌的身体

你也许以为，只有在身体运动的时候才会消耗能量，其实，身体消耗的大多数能量都用在各种组织和器官的基础生理活动上了。大脑就要消耗全身能量中的大约19%——绝大多数用于在脑细胞间传递信息；其余则用来维持脑细胞自身的生理需求。

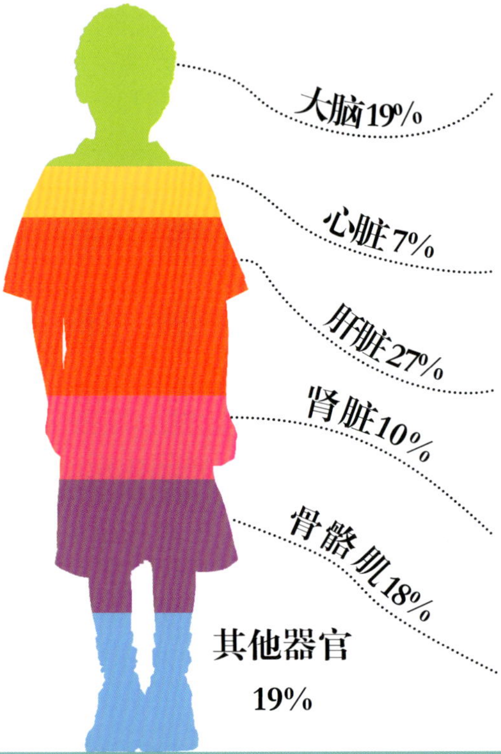

释放能量

人体通过一系列化学反应过程，来分解食物中的化合物分子。当食物分子通过新陈代谢过程被分解之后，就会释放出能量。即使在休息的时候，你的身体也要消耗能量。每天你消耗的能量中，大约70%都用于维持身体的正常生理功能。另外20%的能量用于身体的运动，最后10%则用来消化食物。

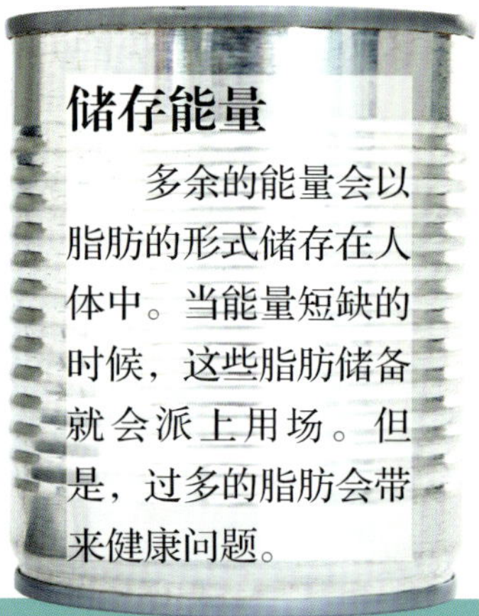

储存能量

多余的能量会以脂肪的形式储存在人体中。当能量短缺的时候，这些脂肪储备就会派上用场。但是，过多的脂肪会带来健康问题。

在清醒时，大脑*消耗的能量*可以点亮

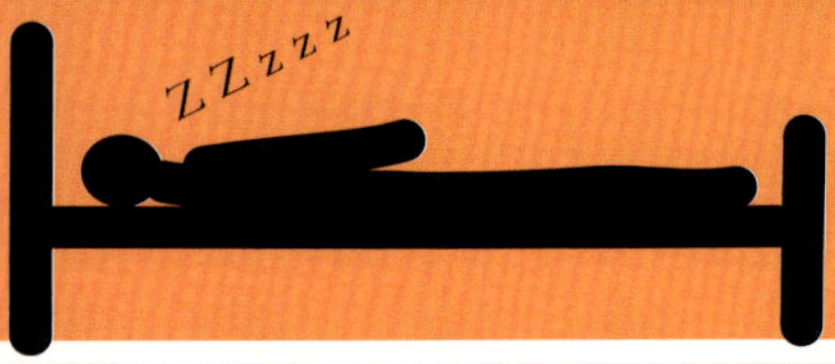

睡觉

每30分钟消耗10卡

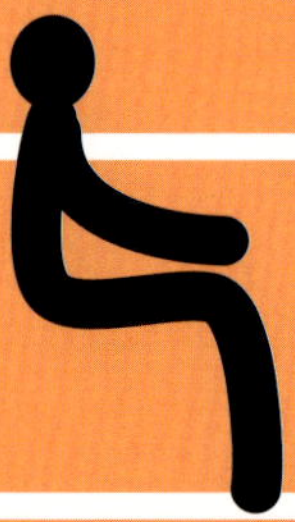

坐着

每30分钟消耗17卡

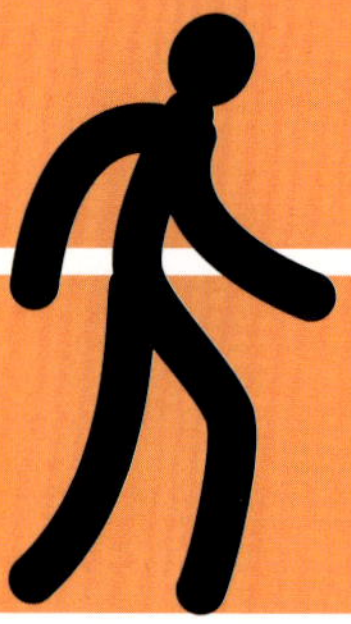

行走

每30分钟消耗70卡

消耗能量

人体大部分能量都用于维持身体正常运转，不过有些特殊的活动将会消耗更多能量。不同年龄和不同体重的人，消耗的能量也各不相同，左边展示的数据是根据一位体重约30千克的儿童测算出来的。

卡路里是什么？

卡路里是能量的计算单位。在1个大气压下，将1克水提升1摄氏度所需要的能量就是1卡路里。食品标签上标注的卡路里数据，显示出这份食物所含的能量。食物的卡路里数值越高，说明你从中获得的能量也就越多。每个人体型不同，消耗能量的速率也不同，因此每个人每天所需的能量也各有不同，不过，大多数儿童每天需要1600~2200卡路里。

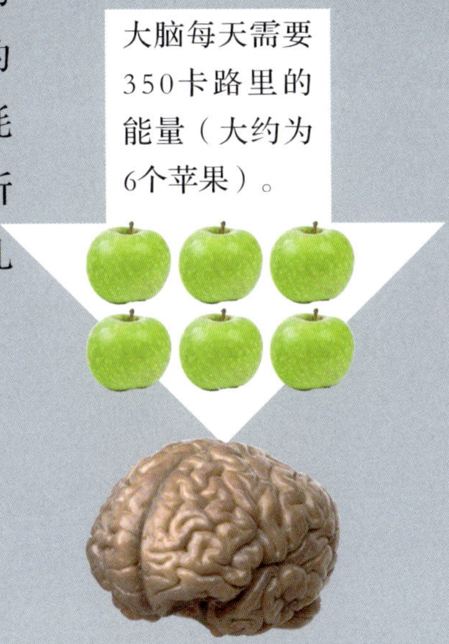

食物中的卡路里

不同的食物提供的能量各不相同。下图中每份食物都能提供大约100卡路里的能量。

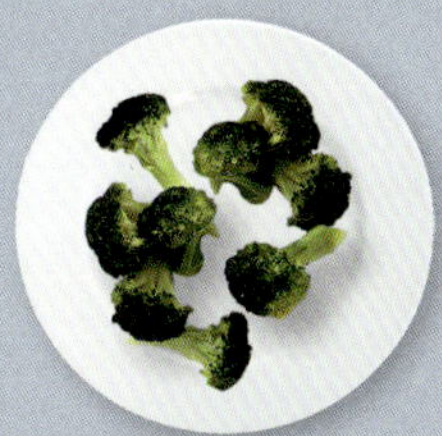
9小朵西蓝花

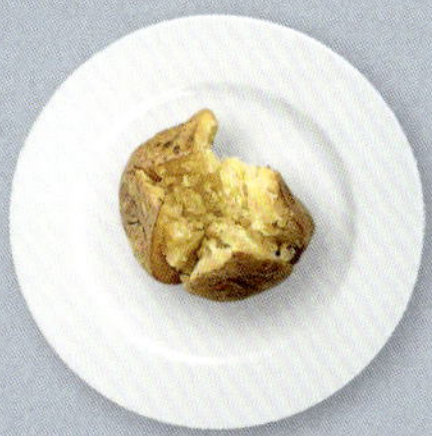
1个小的烤土豆

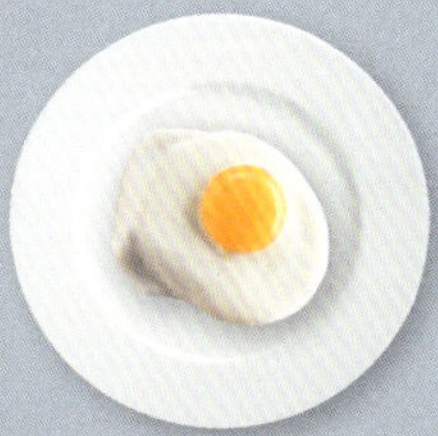
1个中等大小的鸡蛋

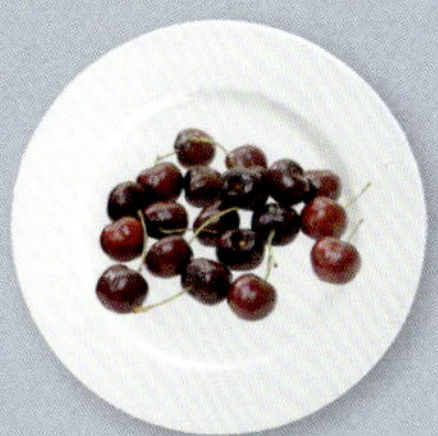
20个樱桃

小问题

什么是基础代谢率？

当你处于休息状态时，你的身体消耗能量的速率就是基础代谢率。

如果一个人摄入热量太高会怎么样？

如果你摄入的卡路里大于消耗的卡路里，剩余的能量就会以脂肪形式储存在体内。脂肪太多会引起肥胖，对健康不利。

卡路里是有害健康的吗？

当然不是。你的身体需要卡路里。只有有了能量，人体才能进行各种活动。但是，从富含营养素的健康食品中摄取能量是十分重要的。

什么是无营养卡路里？

有一类食物，能够提供很多能量，却不含有更多的营养素，这种食物称为垃圾食品，比如碳酸饮料、蛋糕、饼干和薯片，提供的能量就是无营养卡路里。

一个小灯泡！

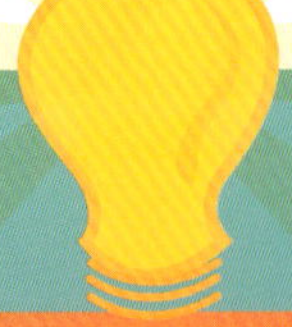

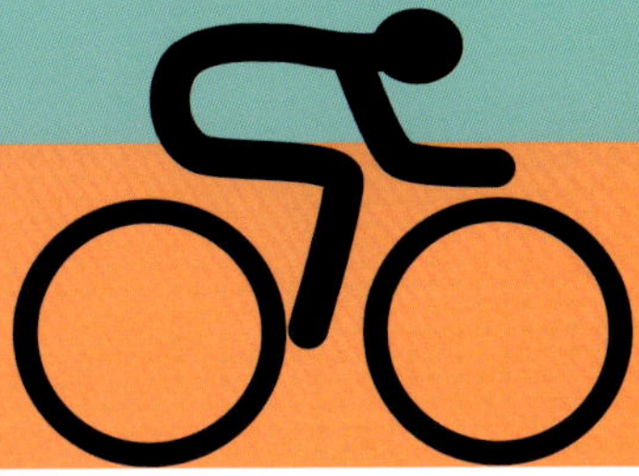

骑自行车

每30分钟消耗120卡

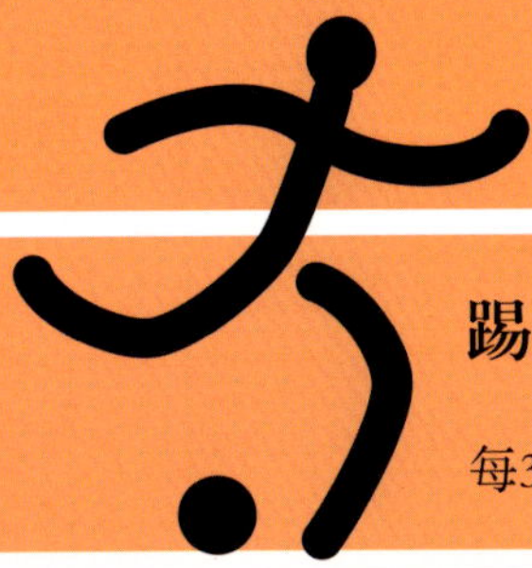

踢足球

每30分钟消耗105卡

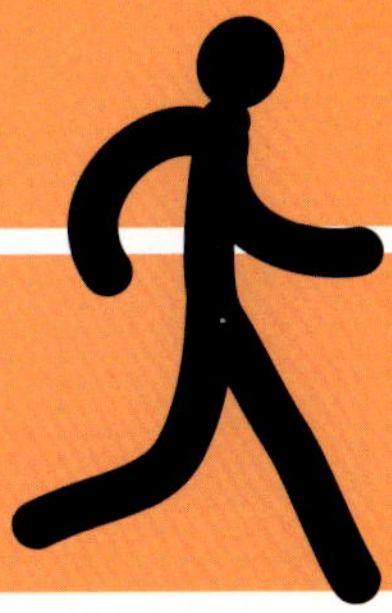

慢跑

每30分钟消耗120卡

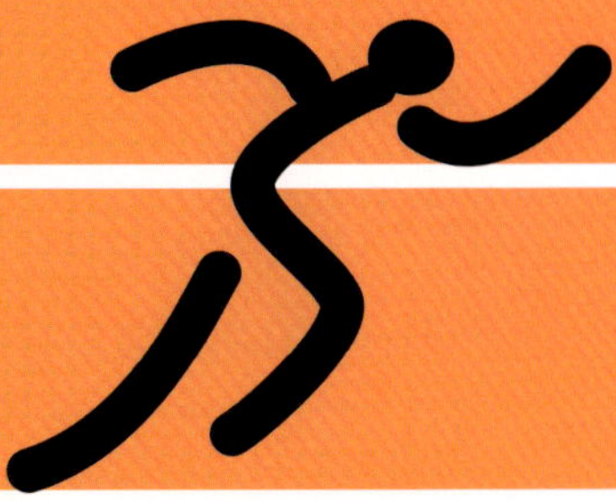

冲刺

每30分钟消耗245卡

你的餐桌上有什么?

全世界的营养专家早已拟定了各式各样的膳食推荐、营养指南。不同的国家和地区有着不同的饮食结构。不过，所有的专家都有着相同的目的——鼓励人们养成健康的饮食习惯，拥有强健的体魄。

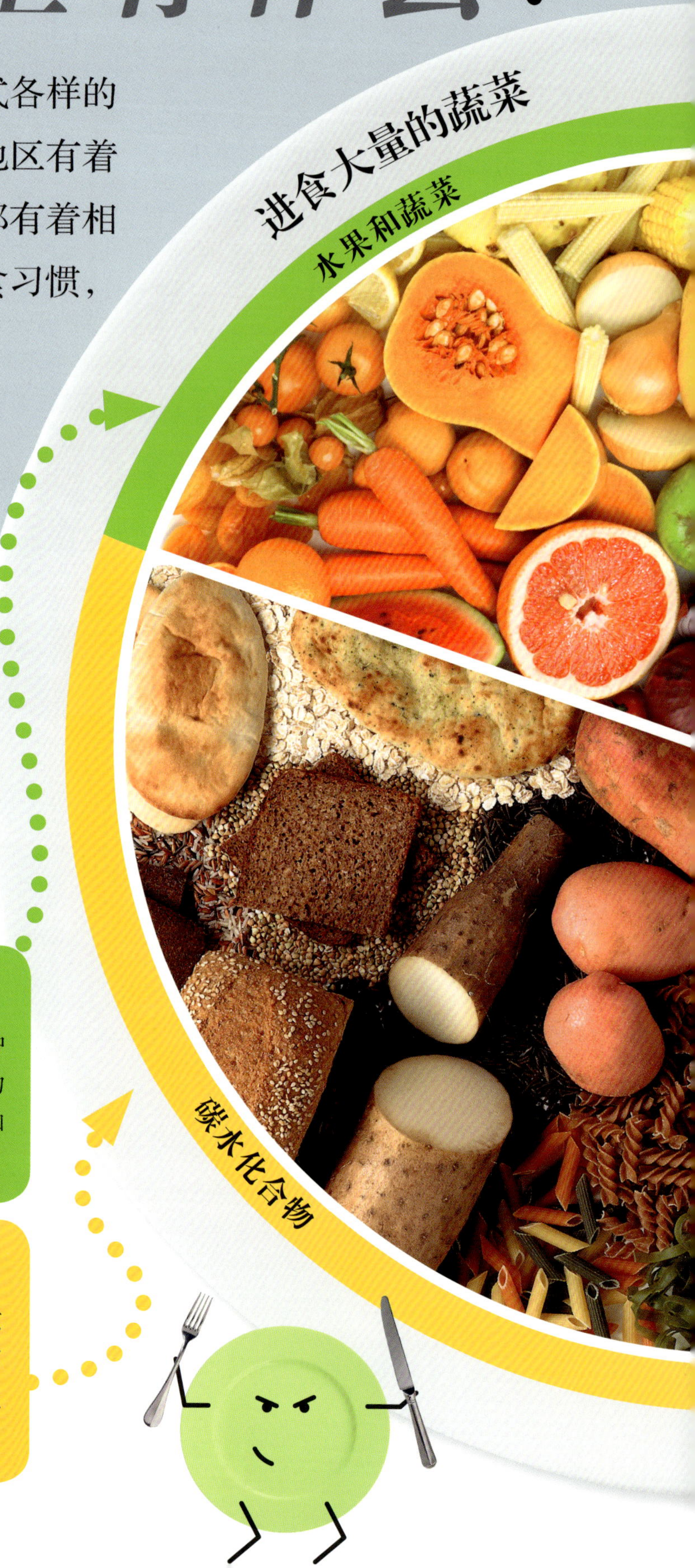

有多少?

虽然不同国家和地区的饮食推荐各有不同，但基本上都会建议：每日饮食中，碳水化合物占大部分，而且在这其中应该有一半左右为粗粮，如全麦面包等。另外比重较大的食物是蔬菜和水果，而且蔬菜的摄入量应该多于水果。瘦肉、鱼、坚果、蛋和低脂奶制品占据较小的比重。脂肪和糖则是每日饮食中含量最少的部分，应该严格控制。

蔬菜和水果

蔬菜的摄入量应该多于水果，而且蔬菜和水果的种类应当多种多样。从新鲜蔬果中能够获得维生素和矿物质，保护人体免受心脏病和癌症等疾病的困扰。蔬菜和水果还能抵御感染，促进伤口愈合，让皮肤更健康。

碳水化合物

碳水化合物是人体生长和维持正常功能的必需物质之一，为人体的各项生理功能提供必不可少的能量。富含碳水化合物的食物包括面包、米饭、面条、麦片和土豆等。尽可能选择粗粮食品，比如全麦面包和糙米饭。

“食物金字塔”

“食物金字塔”是一种用形象的图表展示饮食结构的很流行的方式。金字塔底代表面包和谷物，上一层代表蔬菜和水果，紧接着是蛋白质，然后是奶制品，最上面的金字塔尖代表脂肪和糖。随着金字塔高度的增加，所代表的食物就应该摄入量减少。

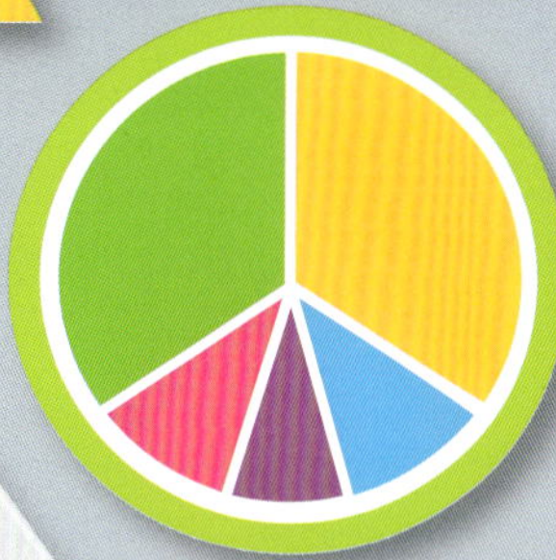

英国“膳食平衡盘”

英国官方颁布的饮食指南“膳食平衡盘”建议，每日摄入的蔬菜和水果应该与碳水化合物一样多，并且占据食物总量中最多的部分，紧接着的是蛋白质和奶制品，占比最少的则是脂肪和糖，建议人们吃最少的量。

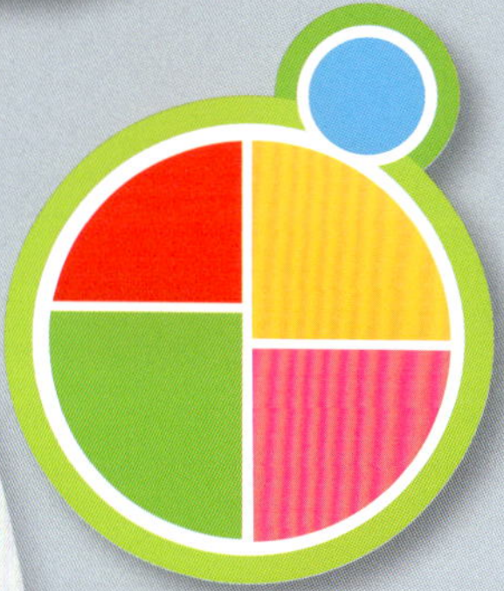

美国“我的餐盘”

美国官方颁布的膳食指南“我的餐盘”建议，每天饮食中一半的食物应该是蔬菜和水果（而且蔬菜的量应该多于水果）。剩下的饮食结构中，1/4的食物应该是粮食（尽量选择粗粮），另外1/4应该是蛋白质。此外，还建议人们每天吃一点奶制品，脱脂奶和低脂奶酪是最好的选择。

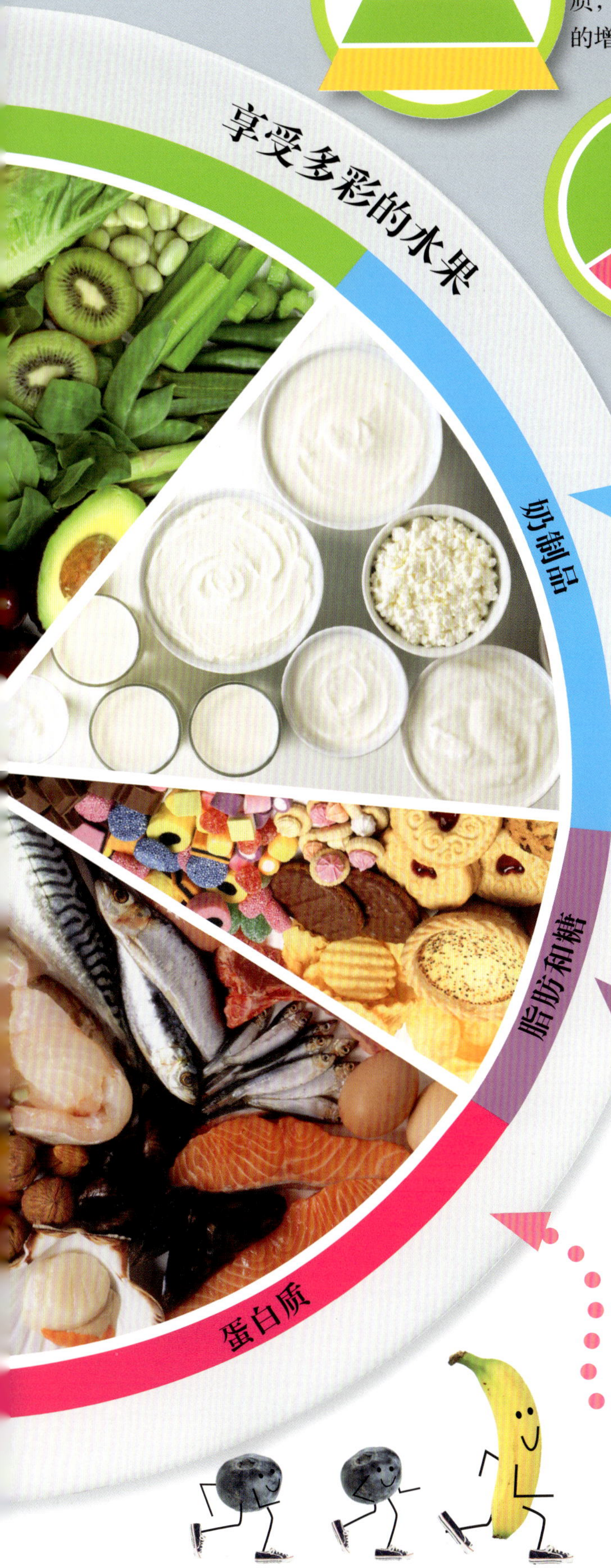

奶制品

奶制品包括牛奶、奶酪和酸奶。奶制品富含钙元素，而钙能建造并加固骨骼和牙齿。钙还能让神经和肌肉更好地工作。

脂肪和糖

脂肪能够提供能量，在同等重量下可以释放最多的能量。不过，过多的脂肪会导致肥胖和其他健康问题。含有过多不健康脂肪的食物包括：巧克力、冰激凌、奶酪、全脂奶、奶油、肥肉和曲奇。含有比较健康的脂肪的食物包括：牛油果、橄榄油、坚果油等，日常饮食中应该少吃不健康的多脂食物，适当地吃比较健康的多脂食物。人体并不需要精制糖，不过它能让食物更美味。

蛋白质

蛋白质帮助建造、修复细胞和肌肉。富含蛋白质的食物包括瘦肉、豆类、鸡肉、鱼、蛋和大豆制品。

多吃蔬菜和水果

蔬菜和水果吃起来清甜可口，为我们的饮食增添了许多美妙的风味，不过，到底为什么要多吃蔬菜和水果呢？这是因为，蔬菜和水果是健康膳食的重要组成部分。

多吃蔬果的四大原因

1. 蔬菜和水果是矿物质和维生素的绝佳来源，包括维生素C、叶酸和钾元素。这些营养素都是有益于身体健康的。

2. 每天摄入足够的蔬菜和水果，有助于预防和降低某些疾病的患病风险，比如中风、心脏病和某些癌症。

3. 多吃蔬果有助于摄入足够的膳食纤维，预防便秘等消化问题。富含纤维素的饮食习惯还能降低结肠癌的发病率。

4. 蔬菜和水果中的脂肪和热量的含量都比较少，因此有助于健体瘦身，保持理想的体重。

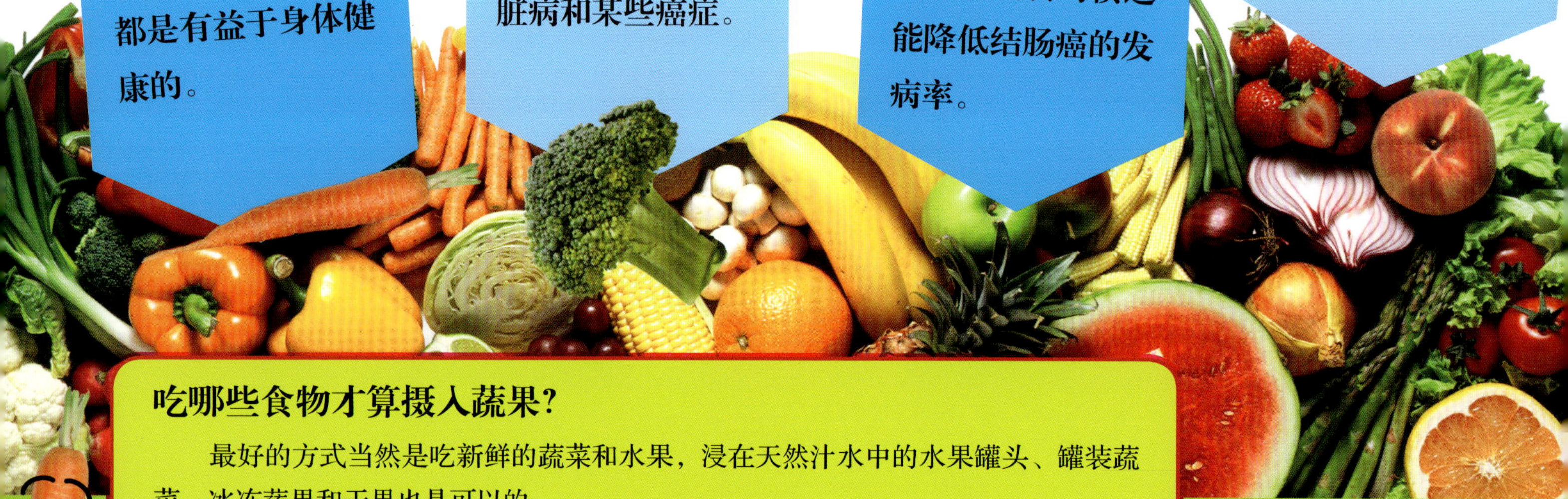

吃哪些食物才算摄入蔬果?

最好的方式当然是吃新鲜的蔬菜和水果，浸在天然汁水中的水果罐头、罐装蔬菜、冰冻蔬果和干果也是可以的。

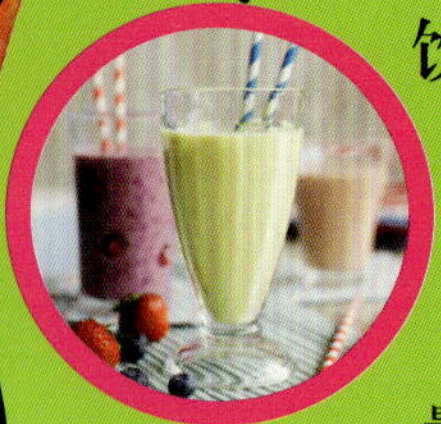

饮料也可以吗?

天然蔬果汁也是可以的。每100克蔬果汁可以算一份的量。但是，蔬果汁中不含纤维素，不能让它成为摄入蔬果的唯一来源。

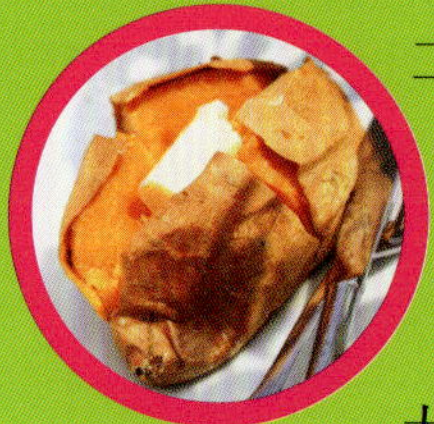

土豆也可以吗?

很遗憾，土豆是不能算在蔬果中的哦！因为土豆中含有大量的淀粉。山药和木薯也是同样的情况。

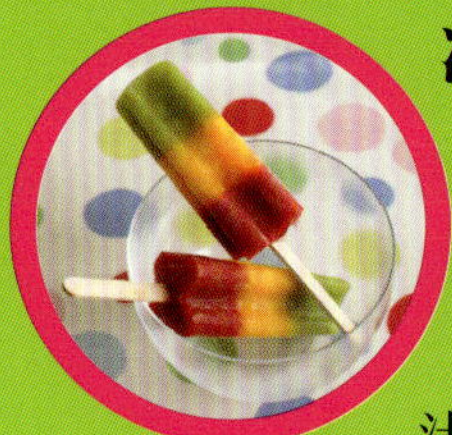

冷冻蔬果呢?

是可以的。也不一定全部都要吃新鲜蔬果。天然果汁制成的冰棒以及果泥都能算摄入的果蔬。干果和果脯也可以算数。

提高每日蔬果**摄入量**有一个简便的方法：

来自全世界的建议

有些国家，比如英国、法国、瑞典、德国和奥地利的膳食指南建议，每天至少应该摄入5份蔬菜和水果。瑞士也提倡摄入5份蔬果，不过同时也指出：选择多样化的蔬果品种是关键。

5份蔬果够吗？有些专家建议这个数字应该增加到7。还有一些国家比如加拿大没有给出具体的数字，而是建议摄入的蔬菜和水果应当占每日饮食的一半。

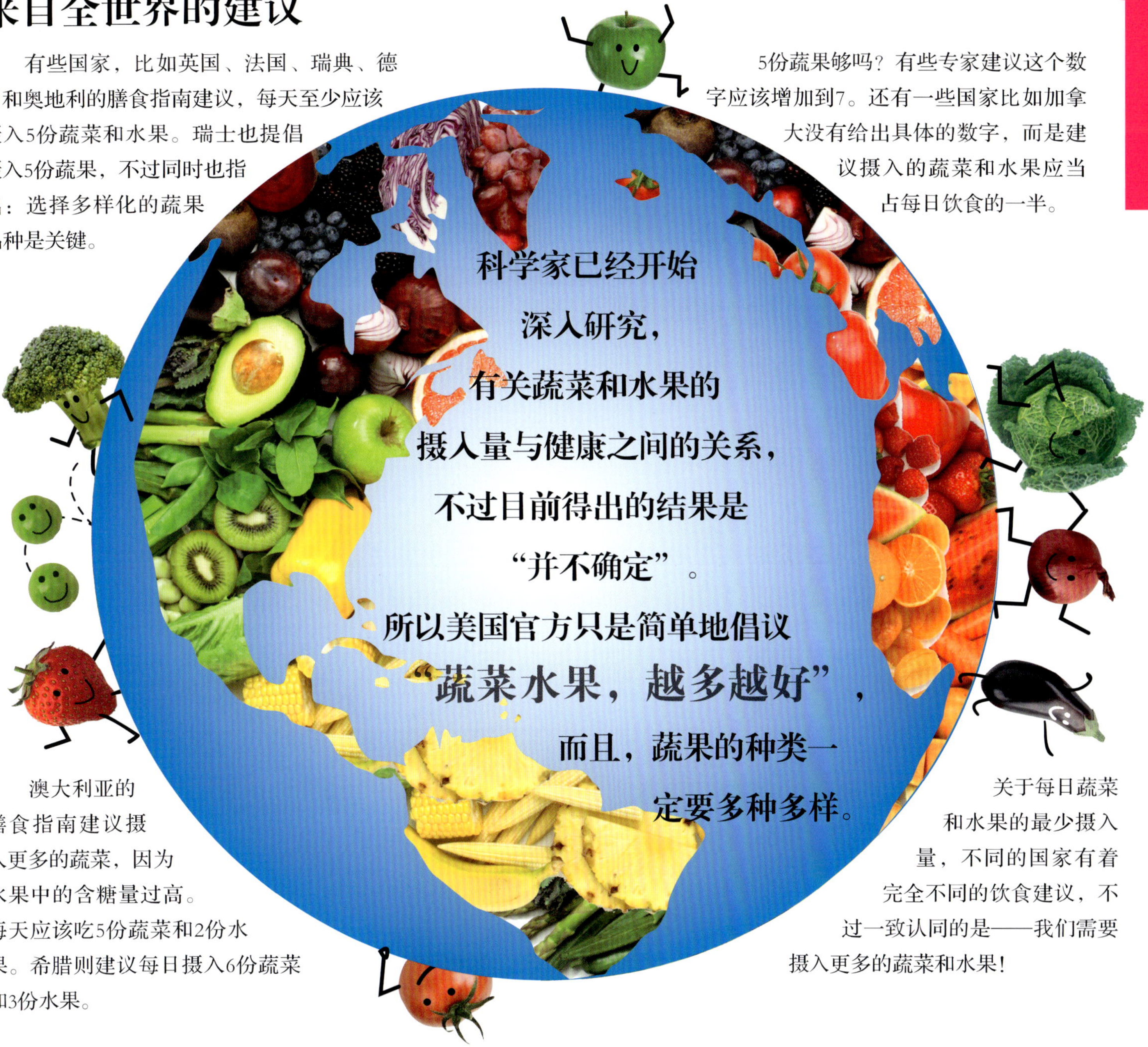

科学家已经开始深入研究，有关蔬菜和水果的摄入量与健康之间的关系，不过目前得出的结果是“并不确定”。所以美国官方只是简单地倡议“蔬菜水果，越多越好”，而且，蔬果的种类一定要多种多样。

澳大利亚的膳食指南建议摄入更多的蔬菜，因为水果中的含糖量过高。每天应该吃5份蔬菜和2份水果。希腊则建议每日摄入6份蔬菜和3份水果。

关于每日蔬菜和水果的最少摄入量，不同的国家有着完全不同的饮食建议，不过一致认同的是——我们需要摄入更多的蔬菜和水果！

我能吃水果罐头吗？

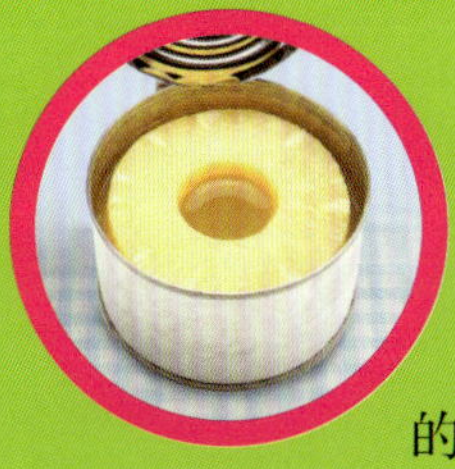

可以吃。不过如果摄入了过多的糖和盐，对身体没有什么益处。浸在天然果汁中的水果罐头，要比浸在糖水中的好。蔬菜罐头也是如此（不能添加额外的糖、盐或者脂肪）。

蔬果应该烹饪还是生吃呢？

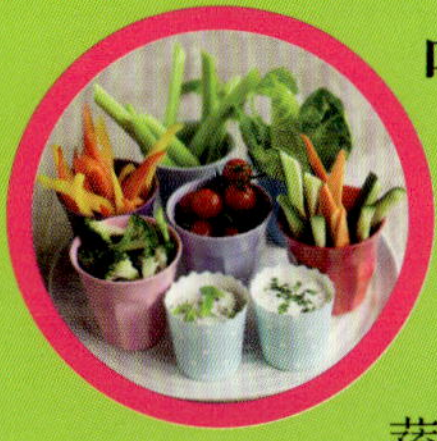

烹调过的蔬菜和水果也可以算作蔬果摄入，不过生食蔬果对身体很有益处，尽量多吃一点吧。

豆类也算吗？

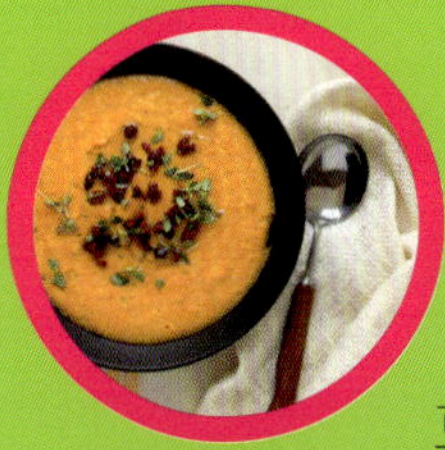

也算蔬果摄入。营养专家非常推荐用各种混合的豆类制成的豆浆或糊糊，在汤里或者沙拉里也加入一些豆类吧！

***用蔬果当作零食，*每天饿了的时候就吃一点。**

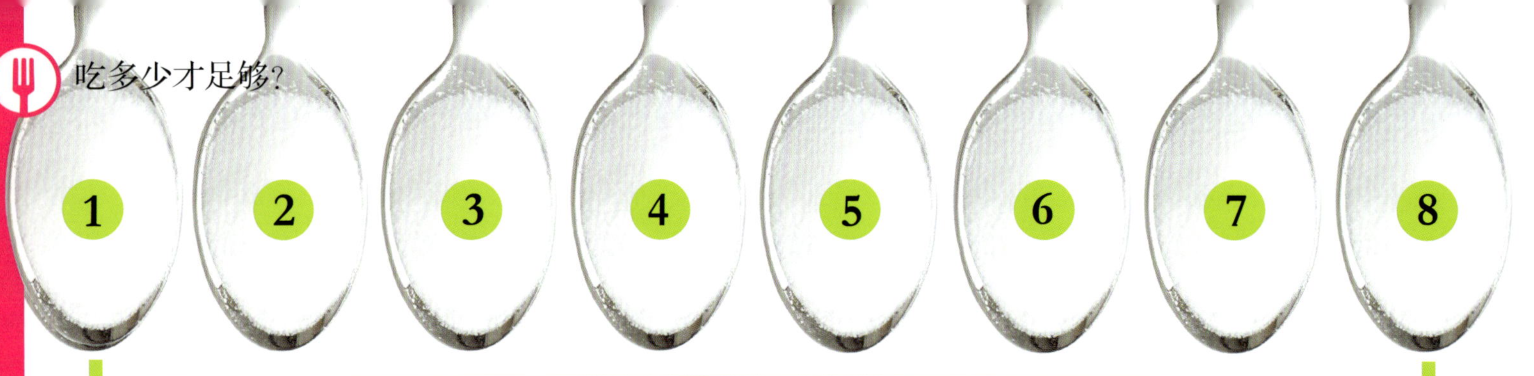

专家建议每天最多摄入5~8茶匙糖。

西方青少年平均

小问题

我怎样才能从食品标签中发现添加了糖呢?

在食品配料表中标注着蔗糖、果糖、葡萄糖、葡聚糖和乳糖等，或者甘蔗汁、蜂蜜、枫糖、糖浆等，就说明其中添加了糖。

有些种类的糖比其他糖更甜吗?

果糖比其他的简单糖类都要甜，所以只需要更少的量，也就意味着更低的热量。

为什么食品中要添加糖呢?

为了满足消费者的需求——也就是你啦！食品制造商很喜欢糖，因为糖是一种价格低廉的添加剂。加入糖能够增加风味，有助于保存食物，延长食品保质期。而且，食品制造商也知道你喜欢吃甜食！

你一定很喜欢吃甜食，而且你可能吃了太多的甜食，超过身体所需。目前官方已经发布消息，吃太多的糖不仅会导致儿童肥胖——还会损害他们的身体！

太甜了？

世界卫生组织警告不能吃过多的糖。过量的糖会导致肥胖，以及类似糖尿病和心脏病等疾病的发生。糖摄入过量涉及全世界大约有5亿人口，尤其是儿童。情况太糟糕了，甚至有些医生预言说，这一代的儿童平均寿命还不如他们的父母。

一听可乐=9茶匙糖

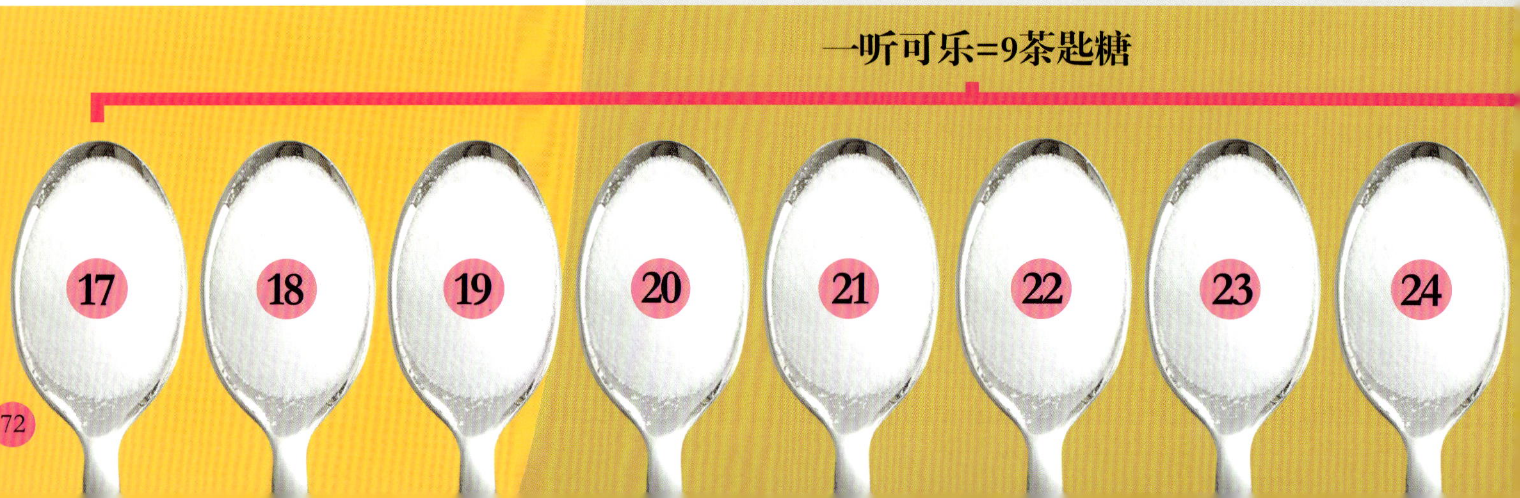

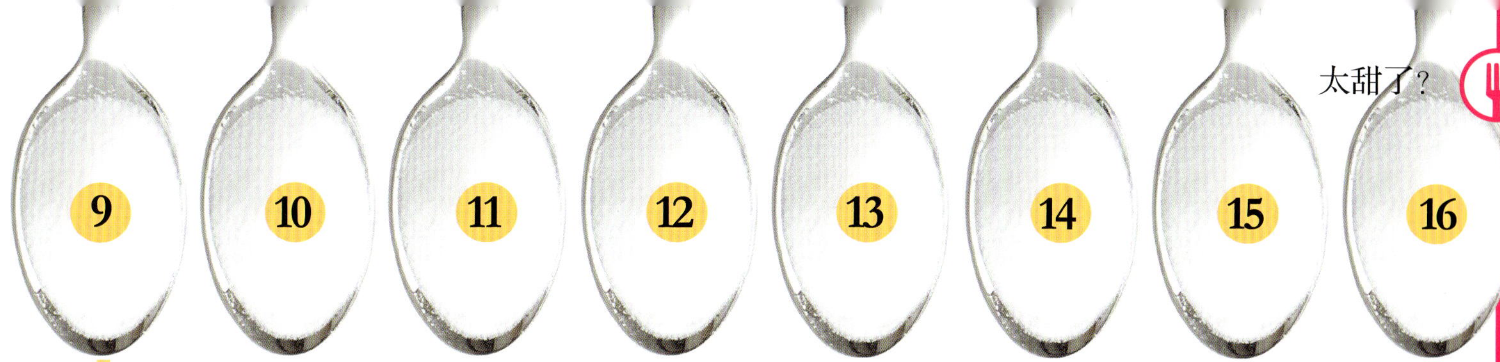

9颗糖果=8茶匙糖

每人每天**摄入**32茶匙**糖**。

哪些食品中添加了糖？

几乎所有的加工食品中都含有额外添加的糖——这是“添加剂之王”。你可能以为只有甜食里才会有糖，其实很多其他食品中也添加了糖。

一些鲜美的食物通常会添加糖，比如比萨、汤、热狗和番茄酱。糖甚至还出现在咸饼干、意大利面酱汁、午餐肉、蔬菜罐头、沙拉酱、蛋黄酱以及花生酱里。

为什么要把糖添加进鲜味食物中去呢？因为少许的糖能降低咸度或酸味。过多的糖则会让食物吃起来是甜的。因此食品制造商必须严格地控制糖的添加量。

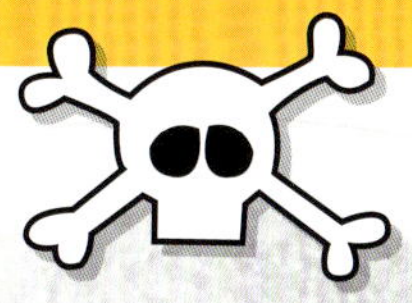

糖会对身体产生什么影响呢？

吃太多的糖会导致龋齿，体重增加，甚至增加罹患糖尿病等疾病的风险。吃甜食之后，你会心情大好，这就能解释人们为什么那么喜欢糖。

为什么我喜欢吃甜食？

- 进食甜食之后，你会感觉十分愉悦。不过，这种满足感很快就会随着能量水平下降而消失。
- 对糖的喜爱已经深深地刻入了我们的基因里。喜欢高能食物（比如甜食）的儿童，生存的概率更大。

什么是“无营养卡路里”？说的就是我！除了能量，我没有任何其他的营养素！不过，如果你想吃点小点心，我可是很美味的哦！

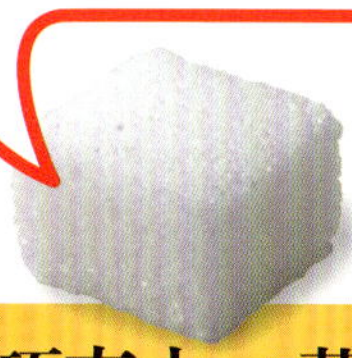

我是没有经过精制的红糖，有独特的风味。不过就像我的小伙伴一样——我也没有其他的营养！

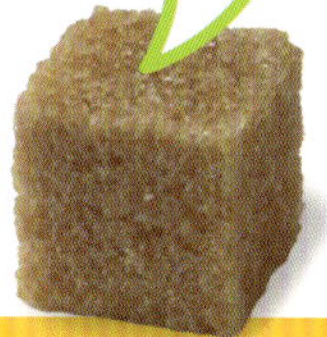

一块60克牛奶巧克力=7茶匙糖

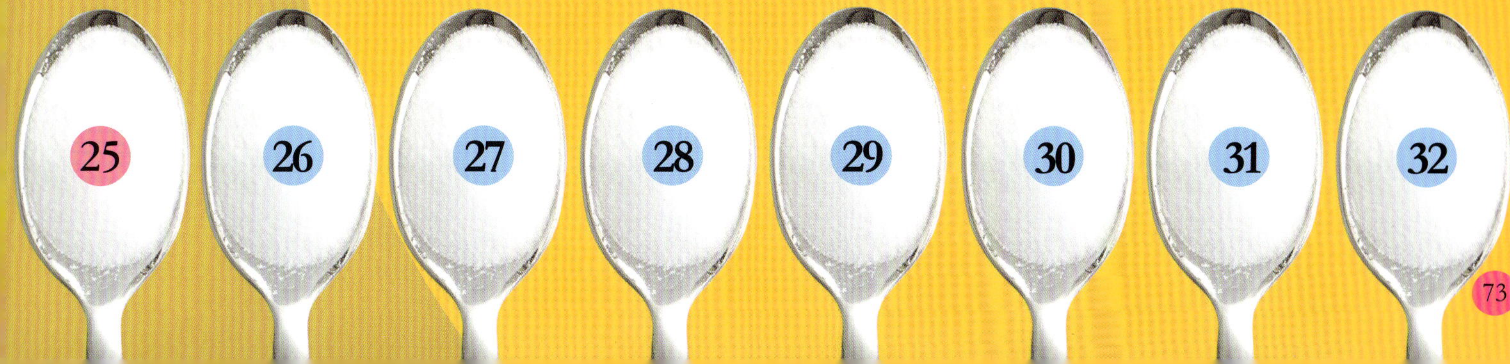

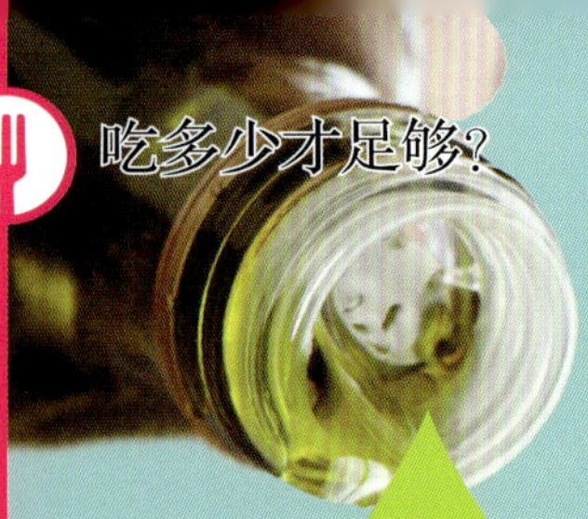

脂肪会对身体产生什么影响呢?

食物中的脂肪比其他任何营养素都容易让你发胖。这是因为，脂肪是一种高能食物，每克脂肪中含有的能量超过其他任何营养素。如果摄入了“错误”的脂肪，比如反式脂肪或者过多的饱和脂肪，还会对身体有害。

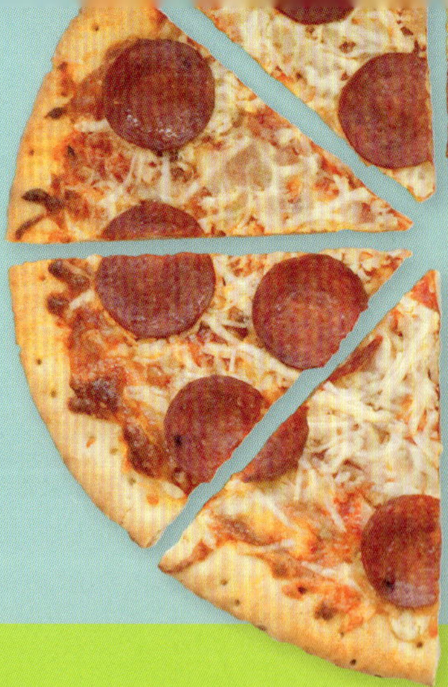

小问题

儿童每天应该摄入多少脂肪?

专家建议11~14岁的男孩每天需要2220卡路里，而同样年龄的女孩需要1845卡路里。脂肪提供的能量，不能超过每日饮食获得能量的30%~35%。其中，饱和脂肪（来自动物类食品）提供的能量，不能超过每日饮食获得能量的11%。

为什么我只能偶尔吃汉堡包和炸薯条?

因为这类食物中含有大量的脂肪。一个奶酪汉堡包平均含有6克饱和脂肪，一份炸薯条平均含有2克饱和脂肪。因此，吃一顿快餐，你就会摄入每日饮食中饱和脂肪推荐摄入量的40%。

太油了?

你最喜欢的食物里基本上都含有脂肪：冰激凌、汉堡包、比萨和甜甜圈里都含有大量的脂肪。每一块烤肉比萨里大约含有2茶匙脂肪——几乎快要达到每日脂肪限额的2/3了。但是，你会只吃一块比萨吗?你可能想吃两块，甚至更多。也就是说，你一顿饭摄入的脂肪量就超出了一天的建议摄入量。

为什么要添加脂肪?

脂肪能让食物吃起来更美味，口感也更好。食品制造商深知这一点，而且他们还知道，当你尝过这种食物之后，就会还想吃更多。加工食品没有天然食品那么富有风味，因此制造商会在其中添加脂肪，让食物呈现出酥脆或者湿软的口感，并散发出浓郁的香味。当然了，油炸食品就是浸入油脂烹制的，含有大量脂肪。

400万个脂肪细胞中含有0.1克脂肪。

专家建议每天最多摄入6茶匙不饱和脂肪。

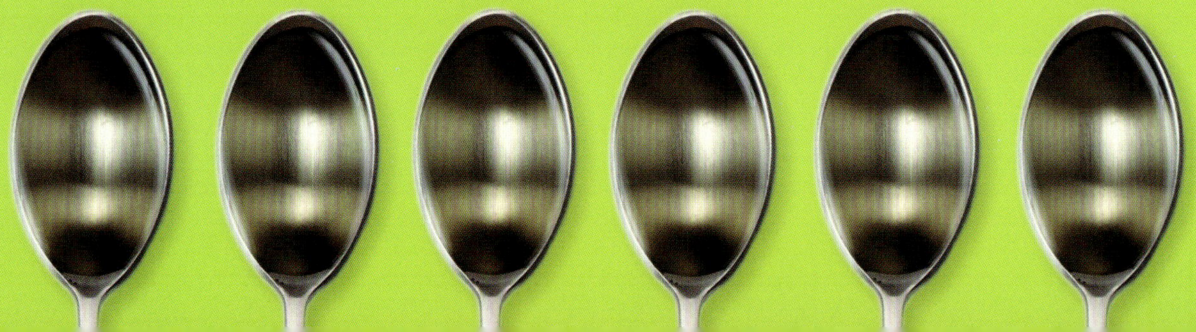

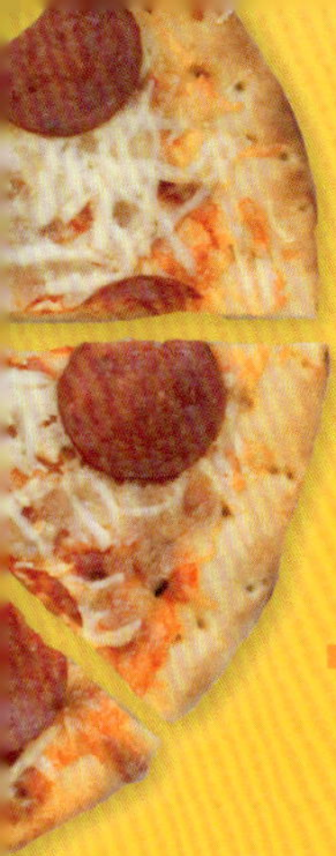

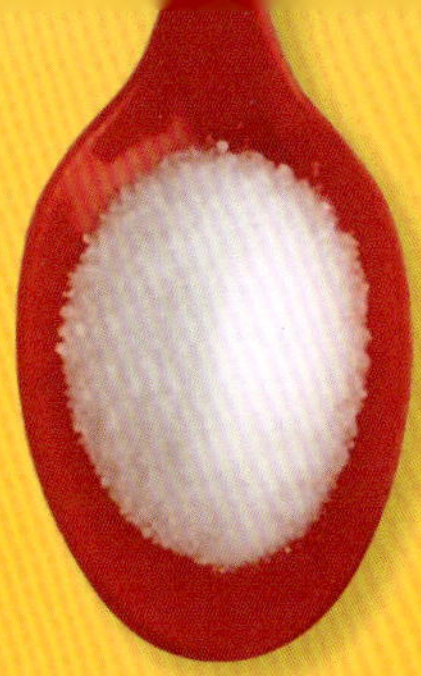

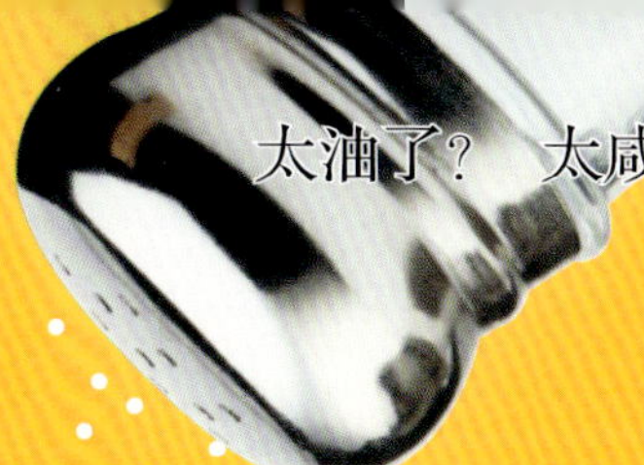

专家建议成人每天最多摄入6克食盐，儿童的摄入量应该更少。

太咸了？

我们每日摄入的盐分中，有80%都是不知不觉间摄入的，很容易就会摄入过多的食盐。在购买食品之前，检查一下食品标签上有关钠或者食盐的含量是个明智的办法。如果你家里是自己采购新鲜食物并且自己做饭，就能更好地控制食盐的摄入量了。

为什么要添加食盐？

盐能让食物变得更美味。咸味能够压制苦味，并神奇般地提升鲜味，甚至让甜的食物吃起来更甜！我们的味蕾喜欢咸味，所以几乎所有的加工食品都额外地添加了食盐。盐让滋味平平的食物有了味道，并让大多数食物更加可口。这也就是为什么甜食里也要加入适量的盐的原因。另一个原因是，盐的价格很便宜，花费成本不高。盐不仅能增加风味，还有助于保存食物，延长食品保质期。

食盐会对身体产生什么影响呢？

摄入太多的盐会扰乱人体的水分平衡，带来高血压等问题。长期的高盐饮食会对身体造成损害，导致心脏病等疾病。

小问题

钠等同于食盐吗？

食盐中含有40%的钠和60%的氯。在食品标签上，你可能发现上面只标出了“钠含量”。不过，你很容易就能将钠含量转换成食盐含量。400毫克的钠等于1克食盐，差不多就是一小撮食盐。

我们每天需要摄入多少钠或者食盐？

人体每天只需要微量食盐。每日钠的摄入量不应当多于1600毫克，也就是不能摄入超过4克食盐。我们平时所吃的几乎所有食物中都含有盐，包括培根、奶酪、方便食品、调味汁和汤。在婴儿时期，我们喜欢吃甜食，对咸味的喜爱是后天习得的。因此，我们应当慢慢习惯少吃盐，甚至不在食物中添加盐。

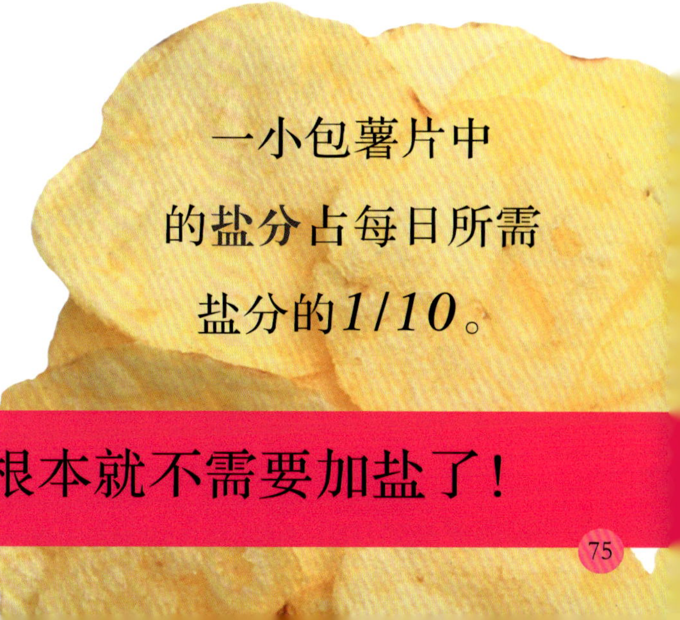

一小包薯片中的盐分占每日所需盐分的*1/10*。

在加盐*之前*先尝尝味道，也许你根本就不需要加盐了！

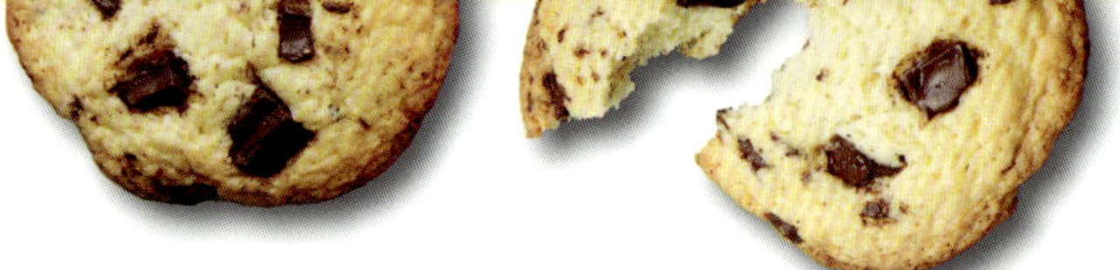

看一看食品标签

每日营养需求量

每日营养需求量又被称为每日营养参考摄入量。在食品标签上，2%膳食纤维意思是每份食品中包括每日所需膳食纤维的2%。每日营养需求量是根据一名每天需要2000卡路里热量的健康成年人测算的。

每份食品

每份食品的重量和数量在食品标签上标明。不过，在标签上标注的每份食品与你认为的可能大相径庭。在下面的营养成分表中，可以看出每份食品中含有多少热量和营养素。

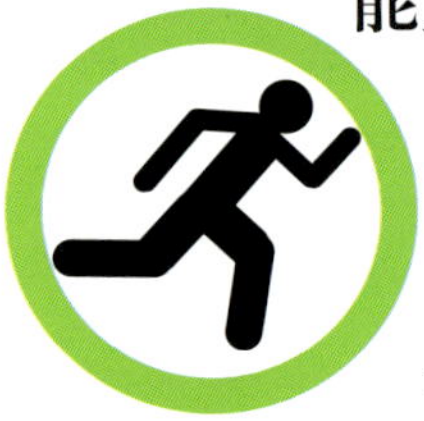

能量

每份食品中含有的总热量，以及来自脂肪的热量标注在这里。有些食品标签上用千焦或者千卡作为热量单位。

其他营养素

通常按这样的顺序列出营养素：总脂肪、饱和脂肪、钠、碳水化合物、膳食纤维、蛋白质、维生素A、维生素C、铁和钙。有些食品标签上还包括了胆固醇和反式脂肪。

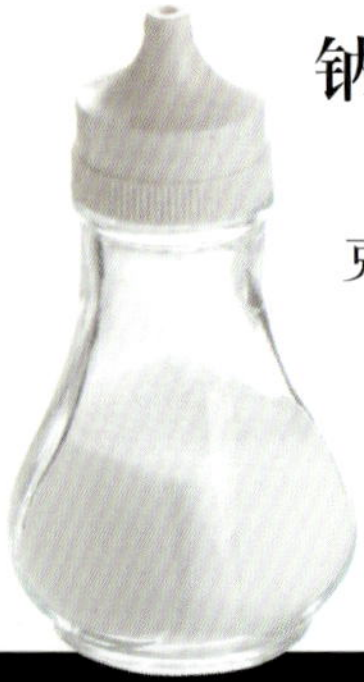

钠

钠的每日建议摄入量不超过6克，所以这样一块饼干中的钠含量还是相当低的。我们可以将钠简单地看作食盐。

巧克力碎曲奇

营养成分表

每份重量 28克

每份数量 1块曲奇饼干

总热量 120卡　　从脂肪中获得的热量 45卡

		占每日营养需求量百分比*
总脂肪	5克	8%
饱和脂肪	2.5克	12%
反式脂肪	0克	
胆固醇	10克	3%
钠	120毫克	5%
总碳水化合物	18克	6%
膳食纤维	1克	2%
糖	11克	
蛋白质	1克	
维生素A		0%
维生素C		0%
钙		0%
铁		4%

*每日营养需求量根据每个人自身的情况各不相同，上表为平均数据。所需营养素为每日最大需求量，所以日常实际摄入量应该小于这些数据。所需碳水化合物和膳食纤维为每日最小需求量。

推荐的每日饮食摄入		**热量2000卡**	**热量2500卡**
总脂肪	少于	65克	80克
饱和脂肪	少于	20克	25克
胆固醇	少于	300毫克	300毫克
钠	少于	2400毫克	2400毫克
总碳水化合物		300克	375克
膳食纤维		25克	30克

不要吃那些配料表中糖和脂肪占据第一位的食品，

如果你想知道你吃的食品中都含有哪些物质，看一看食品标签吧！大多数食品包装上都标明了食品的配料和各目的重量，最主要的成分标注在最前面。通过比较食品标签上的成分表，你就可以避免选择那些将糖或者脂肪列在成分表第一位的食品了。

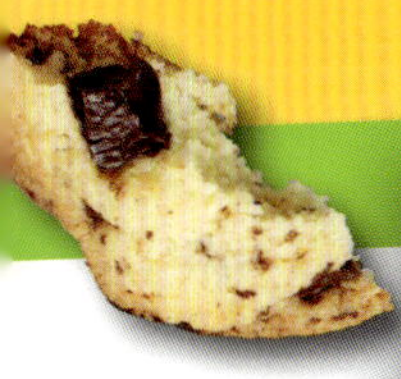

食品成分表

- 面粉（漂白面粉、大麦胚芽粉）
- 烟酸
- 还原铁
- 溴酸钾
- 硝酸硫铵
- 核黄素
- 叶酸
- 糖
- 巧克力碎
- 鸡蛋
- 大豆人造黄油（大豆卵磷脂、酯化大豆油）
- 维生素A
- 棕榈酸酯
- 棕榈油
- 香草提取物
- 盐
- 小苏打

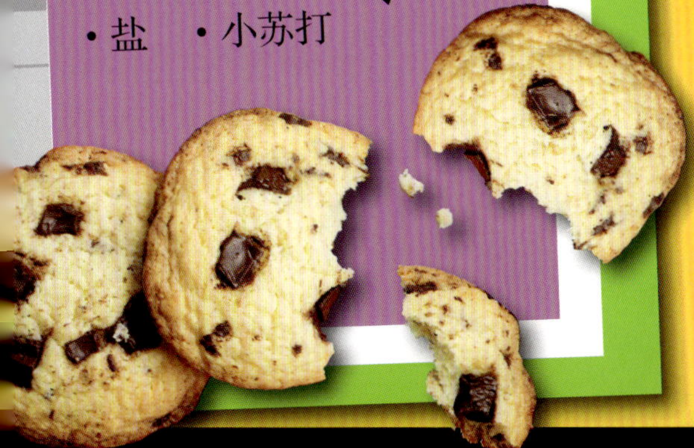

糖

在食品标签上可能包括很多种糖，比如麦芽糖、葡萄糖、蔗糖、蜂蜜、枫糖浆、玉米糖浆、果糖和浓缩果汁。

大豆卵磷脂

卵磷脂是一种将水和油混合起来的乳化剂，可以防止巧克力曲奇中的可可脂分离出来。

酯化大豆油

自从人们认识到反式脂肪有害健康之后，食品制造商就开始用酯化油代替反式脂肪了。这种油和反式脂肪一样，也经过化学处理，对人体健康也有一定的影响。

人造香精

在有些加工食品中，比如巧克力饼干，会加入香草精等人造香精。香草精有着浓郁的味道，比天然香草价格便宜。丙二醇是一种常用于当作防冻剂的化合物，有时也会添加进食物中，用于延长保质期。

色彩密码

在有些国家，营养标签用交通信号灯一样的图案来表示。配料成分分别用红色、黄色或者绿色图标代表。比较健康的食品中含有更多的绿色和黄色成分，红色成分则较少。

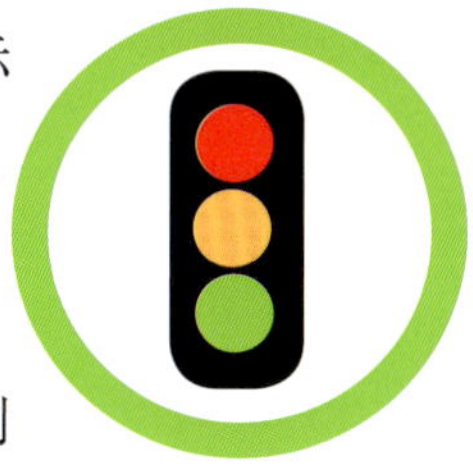

红色 标签上的红色成分代表脂肪、饱和脂肪、盐或者糖。尽量少吃那些标注了很多红色成分的食品。

黄色 黄色成分意味着营养比较均衡，营养素的含量不高也不低。黄色食品比红色食品健康。

绿色 绿色成分代表脂肪、饱和脂肪、糖和盐的含量都比较低。绿色成分越多越好。

为什么不自己动手做呢？

自制巧克力碎片曲奇

只需要6种配料哦！

- 225克自发粉
- 200克巧克力
- 125克多不饱和油脂
- 100克红糖
- 1个鸡蛋
- 1.5茶匙香草提取物

那可不是一个明智的选择。

更大

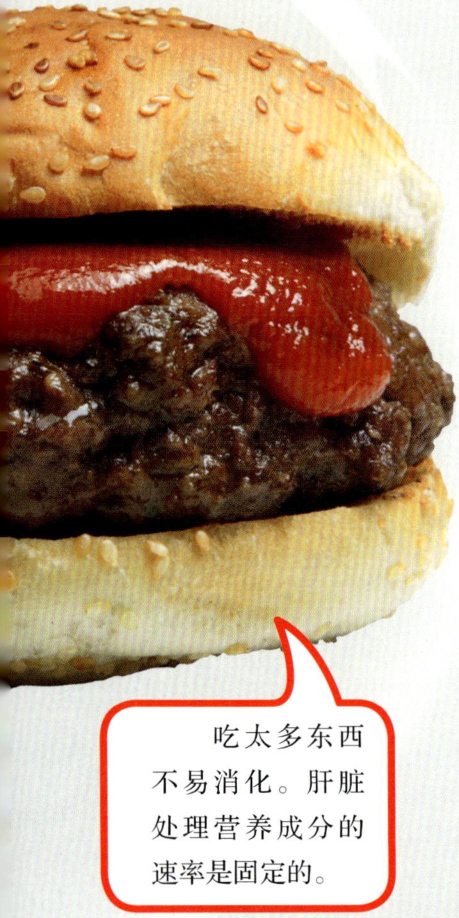

过去

在50年前，中等大小的餐盘平均直径为21.5厘米。这种尺寸的餐盘所盛的食物大约为800卡热量。这说明那时候的人们吃得比现在少。

吃太多东西不易消化。肝脏处理营养成分的速率是固定的。

20世纪60年代

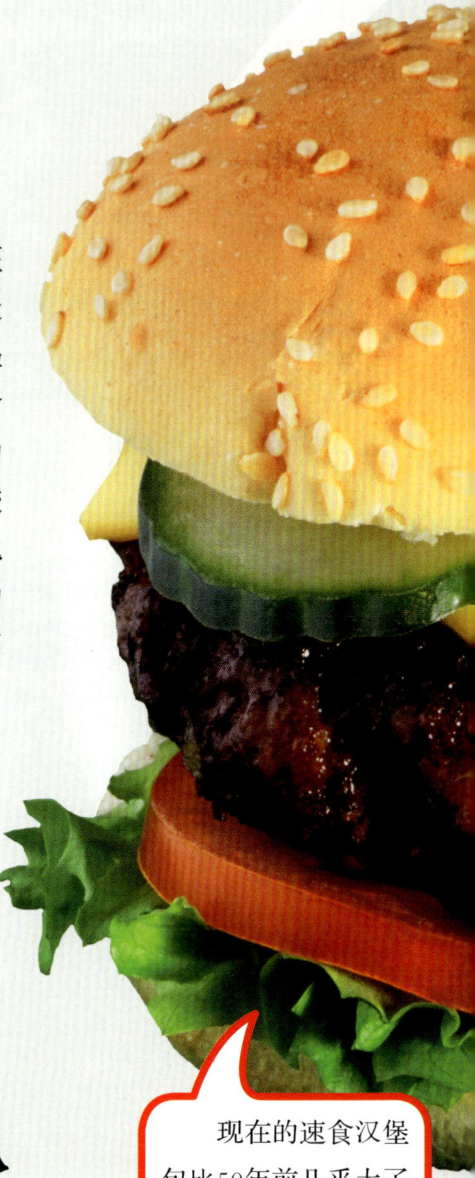

现在

目前，中等大小的餐盘平均直径为30厘米，所盛食物大约含有1900卡的热量。餐盘体积的变化，也从一个侧面说明了为什么现代人的个头和体重都超过了以前的人。

2015

现在的速食汉堡包比50年前几乎大了一倍。

变大的餐盘

在过去50年间，餐盘的尺寸在不断地增长，人们的食量也在不断变大，这种趋势已经很难回头了。

不一定更好

研究表明当食物的分量变大时，人们会在不知不觉中吃掉更多食物。数十年来，食品体积和数量的不断增长，正是我们比前一代人体重增加的原因之一。

用手来估算食量

每个人的食量都有所不同，因此估算起来比较棘手。不过，这里有一个简易的方法，就是用你的手来估算自己的食量：手的不同部位，代表着不同食物的建议摄入量。一个人的手越大，他的饮食摄入量就可以越多。

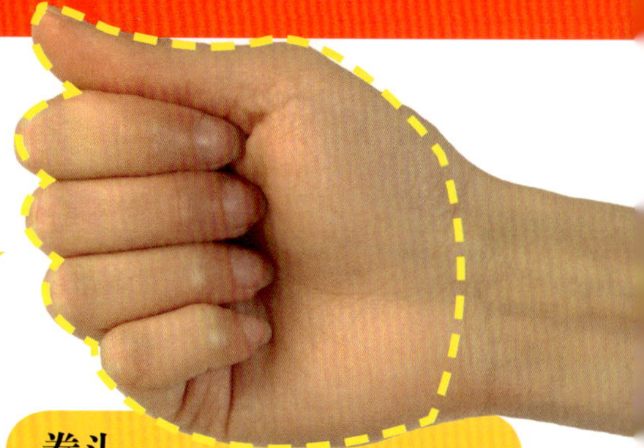

拳头

你的拳头大小，就是你每顿饭所能够摄入的碳水化合物、新鲜蔬菜水果、沙拉等食物的量。

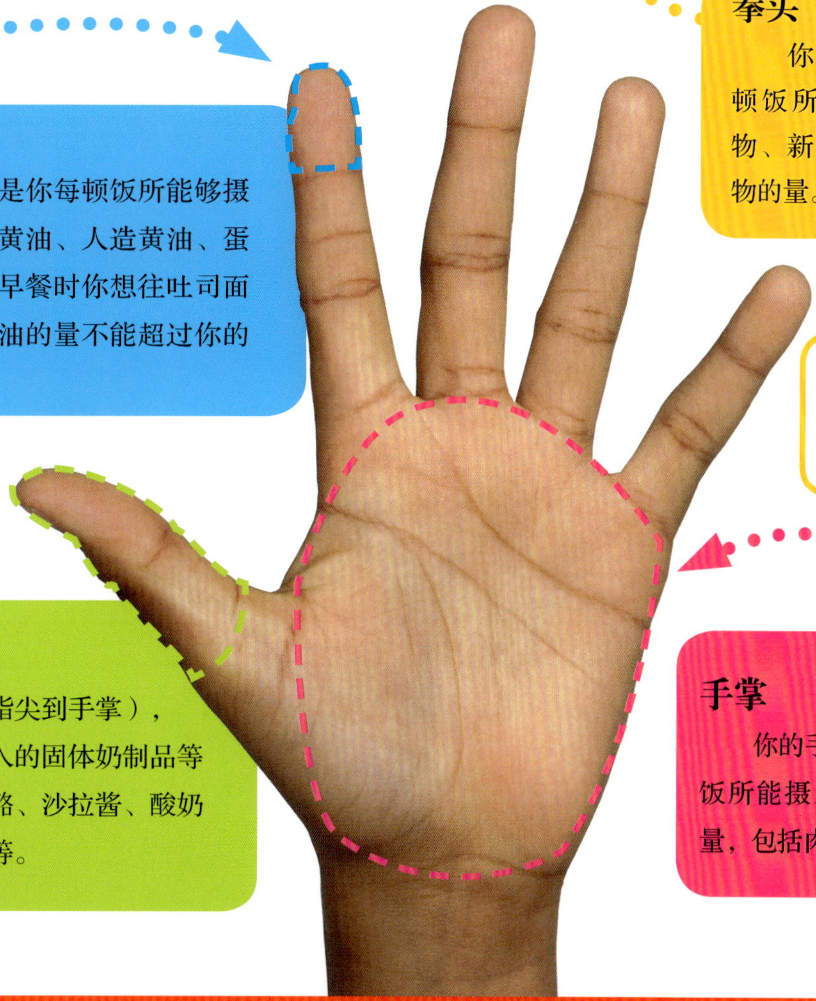

指尖

你的指尖大小，就是你每顿饭所能够摄入的脂肪的总量，包括黄油、人造黄油、蛋黄酱和植物油。比如，早餐时你想往吐司面包切片上涂抹黄油，黄油的量不能超过你的指尖那么大。

真希望我有一双大手！

拇指

你的拇指大小（从指尖到手掌），就是你每顿饭所能够摄入的固体奶制品等食物的量，包括奶油奶酪、沙拉酱、酸奶油、花生酱和硬质乳酪等。

手掌

你的手掌大小，就是你每顿饭所能摄入的蛋白质类食物的量，包括肉类、禽肉、鱼等。

当胃部充满食物以后，大脑还需要*20分钟*时间才能*接收到吃饱的信号*。因此，吃饭的*速度不能太快*，这样就不会吃得过多。

食品添加剂

用新鲜、天然的食材来烹制美食，是理想的饮食方式。不过，有时候很难有足够的时间去采购原材料和自己烹调。买一个现成的汉堡包十分省事，不过你真的了解汉堡包里都含有什么吗?

大多数食物都需要经过加工，在这个过程中会损失口感、颜色、风味和营养。为了让食物看起来更美观，味道更鲜美，保质期时间更长，人们会在其中加入一些添加剂。食品添加剂有天然的，也有人工合成的。有些食品添加剂甚至会让你感觉非常奇怪。比如常常用作食品增白剂的二氧化钛，还能在涂料和防晒霜里找到!

添加剂的种类

防腐剂

食品防腐剂能抑制细菌和霉菌的生长，防止脂肪酸败，有助于食品保持颜色、风味和质地。

色素

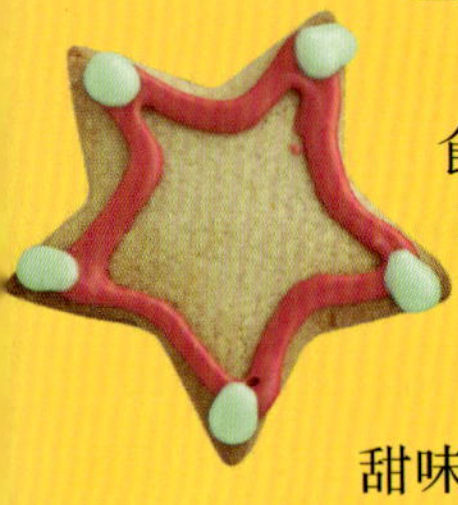

添加色素能够让食品看起来让人更有食欲，尤其是在食物加工过程中将天然色素破坏的情况下。

甜味剂

甜味剂有天然的，也有人工合成的。人工甜味剂常常添加进瘦身食品中，它们比天然甜味剂的甜度高出数百倍，因此只需要添加很少的量就足够了。天然甜味剂，也就是各种形式的糖，常常大量添加入一些烘焙食物中，比如蛋糕和饼干等。

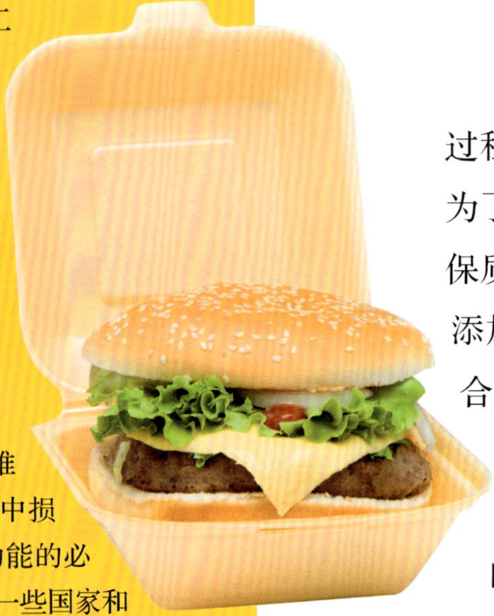

营养素

有时候，人们会往食品中添加维生素和矿物质，以弥补在食品加工中损失的营养。碘是维持甲状腺正常功能的必需矿物元素，在土地缺乏碘元素的一些国家和地区，食盐中被人为添加了碘。

乳化剂

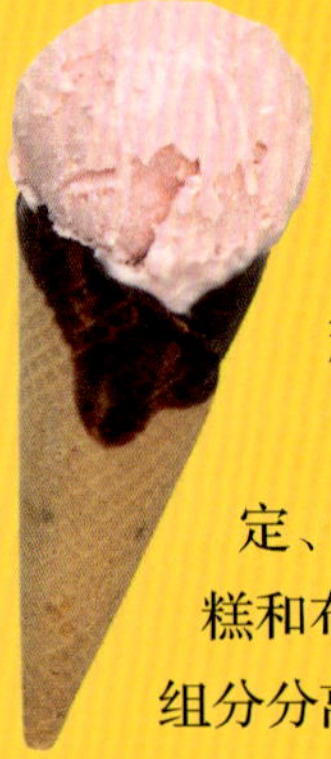

乳化剂加入食品中，是为了防止混合物分离，析出液体。沙拉酱、冰激凌、花生酱和蛋黄酱都含有乳化剂。

稳定剂和增稠剂

稳定剂和增稠剂可以让食品的组织更加稳定、顺滑、细腻，比如酱汁、果酱、奶制品、蛋糕和布丁这一类食物。这类添加剂还能防止食品各组分分离，延长保质期。

香料

既有天然香料，又有人工香精。食品在加工过程中常常会损失天然的风味，因此需要加入香料。风味增强剂比如味精、鸡精等，用于为食品增添香味和鲜味。

可乐里含有什么?

原料

苏打水、糖、色素、碳酸（原本为防腐剂，可以带来一种刺激的口感）、天然香料、咖啡因。

添加剂

每一个国家和地区的配方都有所不同，不过都含有糖、甘油、橙花油（具有橙子的清香）、柠檬酸和柠檬酸钠（具有微酸的口感）。

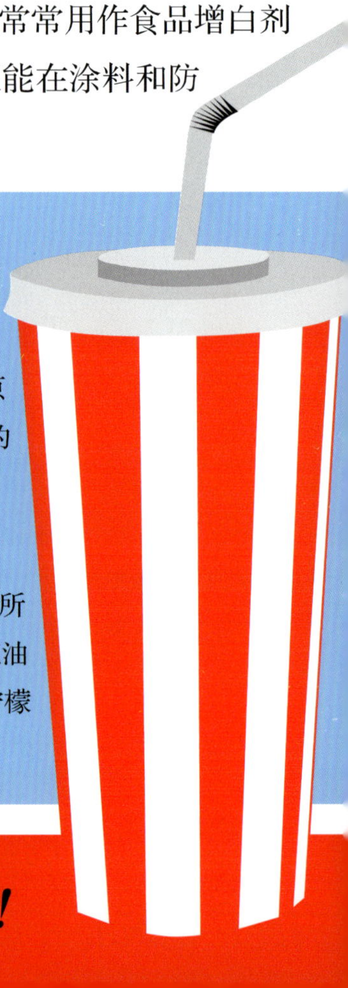

满满一杯添加剂!

一个汉堡包里都有什么东西呢？

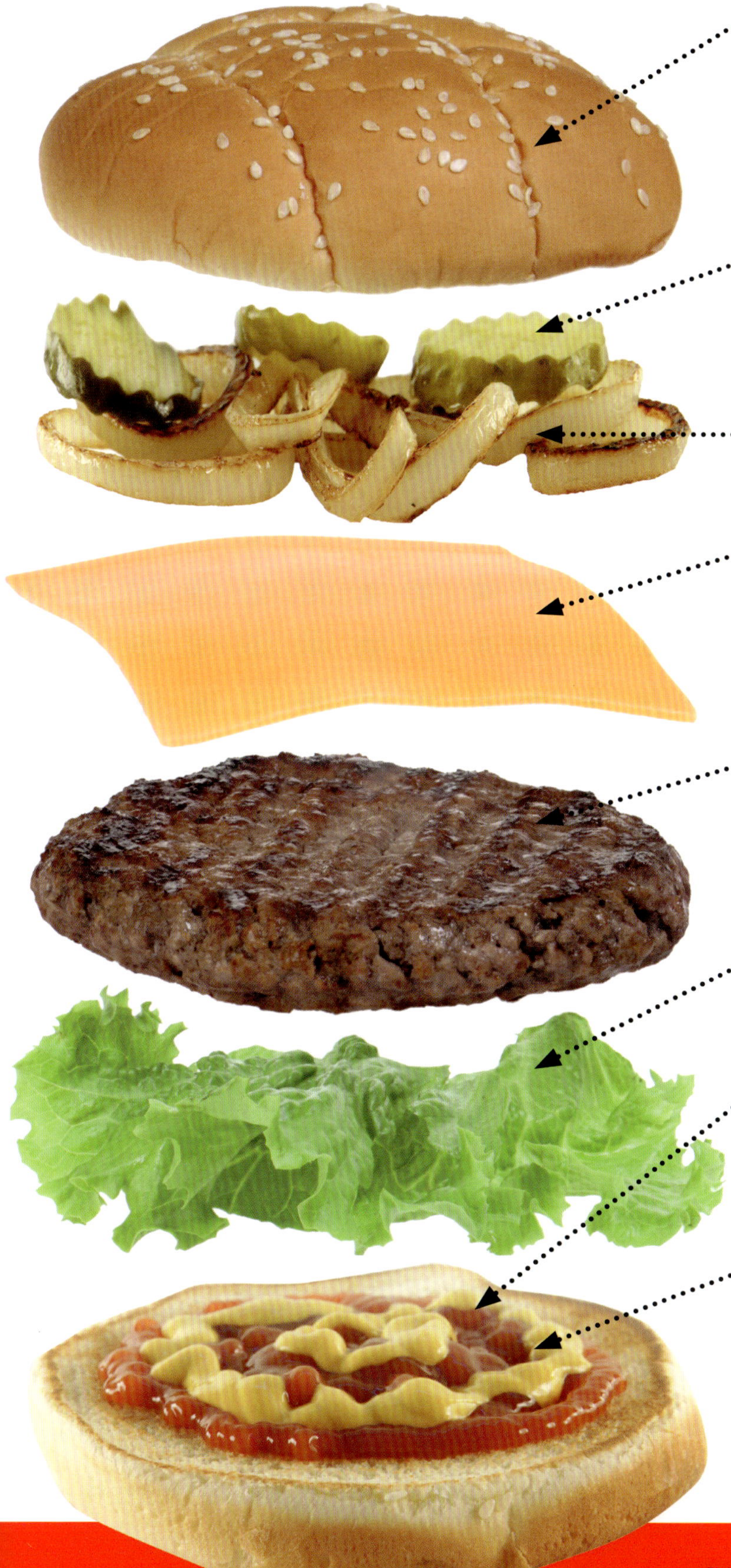

小圆面包

配料：面粉（强化营养素）、水、酵母、盐、糖、葵花籽油、芝麻、菜籽油

添加剂：维生素C（增加面团拉伸面积）、二氧化硅（防结块剂）、过氧化钙（漂白剂）、山梨醇（甜味剂）、葡聚糖（增加风味和酥脆度）

酸黄瓜

配料：黄瓜、水、蒸馏醋、盐

添加剂：氯化钙（固化剂）、硫酸铝（稳定剂）

洋葱

配料：洋葱碎、植物油

奶酪

配料：牛奶、盐、水

添加剂：大豆蛋白、柠檬酸钠（黏合剂）、碳酸钠（发泡剂）、山梨酸钾（防腐剂）、柠檬酸（酸味剂）、脂肪酶（增味剂）、胭脂红（色素）

牛肉饼

配料：碎牛肉、盐、胡椒、面包干、水、牛肉脂肪、鸡蛋、调味料、盐

添加剂：稳定剂

生菜

配料：生菜叶

番茄酱

配料：西红柿、白醋、盐、香料、洋葱粉

添加剂：糖

黄芥末酱

配料：芥菜籽、醋、糖、盐、香料、水

添加剂：食用淀粉、黄原胶（增稠剂）、藻酸丙二醇酯（稳定剂）、二氧化钛（色素）、苯甲酸钠（预防霉菌）

掀开快餐食品的秘密！

保存食物

一听见“加工食品”这个词语，你是不是觉得这不是什么有益健康的食品？实际上，你所吃的绝大多数食物都必须经过某些方式的加工。食物是很容易变质并最终腐烂的，因此食品加工在延长食物的保质期和保证食品安全方面，起到了重要的作用。不过，虽然大多数的食品加工过程延长了食品的保质期，确保了食品安全，但过度加工依然会带来不良后果。

赞成

- 避免食物*变质*。
- 杀灭病原体，*去除* 有害的化学物质。
- *季节性的食品* 在加工后，全年都能品尝到。
- 有些食物在未经过加工时是*不能食用的*。
- 在加工过程中可以添加额外的*营养素*。
- 让生活在*更遥远地区* 的人们也能吃到。

反对

- *破坏* 食物中的*天然营养素*（比如维生素）。
- 加工食品通常会添加更多的糖、盐、脂肪或者*人工添加剂*。
- 在加工的*各个环节*中，食物都有被*污染*的可能。
- 可能会助长*不健康的饮食习惯*。
- 人们失去自己*烹饪的能力*。

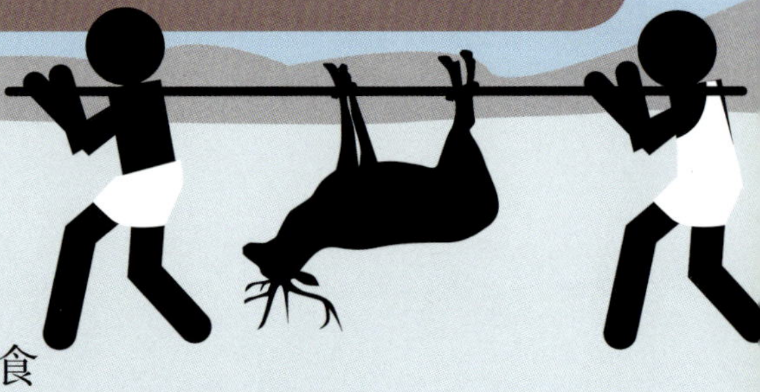

史前时代的食物保存

食物是非常宝贵的。纵观整个人类历史，在食物丰沛的时期，人们收集大量的食物，然后想办法保存这些食物，以度过缺乏食物的时期。即使回溯到史前时代，食物加工也已经初具雏形。远古人类发现了火，他们因此学会了如何用火烤和烟熏来加工食物。

保存食物

烟熏

虽然烟熏最初是用来保存食物的，但是现在则成了为食物增加风味的一种方式。绝大多数的肉和鱼都能熏制，多脂鱼肉比如三文鱼和鳟鱼会吸收更多烟熏的风味。

干燥

干制作为一种保存食物的方法，已经流传了上千年时间。人们将蔬菜和水果放在户外，借助阳光和风的作用自然干燥。

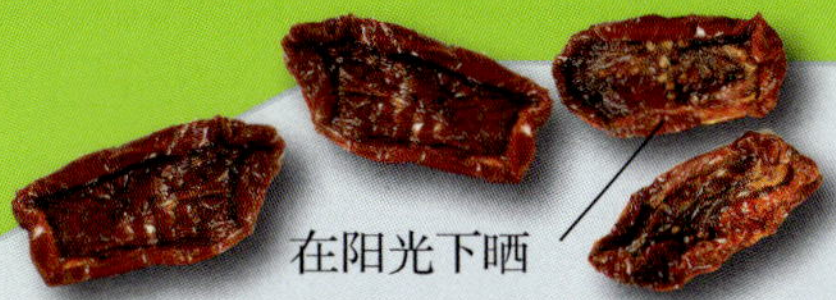

在阳光下晒干的西红柿

糖渍

在食物中加入大量的糖，就能有效地保存起来。蜜饯就是各种各样的糖渍水果，比如梨、苹果和桃子。

腌制

将食物浸泡在醋里（细菌不喜欢酸性环境）或者高浓度的盐溶液里，就能很好地保存。腌制过程中，有益菌会不断生长、发酵，不仅能阻隔有害菌，还能形成独特的酸酸的风味。

装罐

罐头食品都是熟食，在装入无菌包装后，还要经过高温灭菌。

肉类、水果、牛奶和蔬菜都能装罐保存。

装瓶

含有大量有机酸的食物，比如蔬菜和水果，能够储存在瓶子里，因为细菌不喜欢生活在酸度很高的环境中。不过，有些霉菌能在这种环境中生长。

脱水

将食物中的水分去除，能够很好地保存食物。脱水保存的食物包括奶粉、干果、蔬菜、意大利面和方便面。

巴氏消毒

这是一种保存液体食物的方法。比如，在较短的时间内将牛奶加热到70摄氏度，杀死其中的细菌。

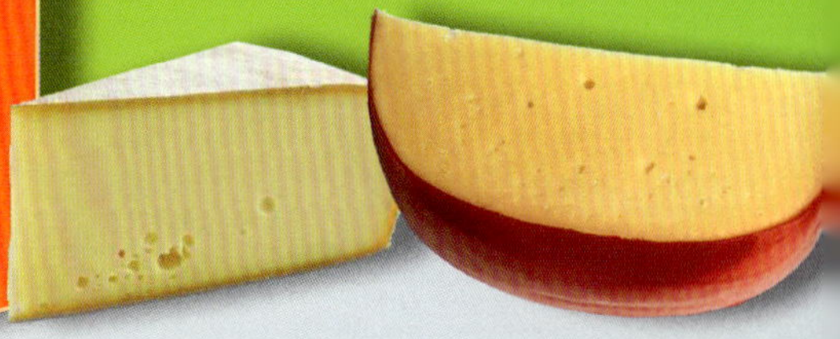

冷冻

食物在冷冻状态下通常可以保存6个月时间，有些食物的保持期甚至更久。在食品包装袋上会有保质期说明。

真空包装

将食物封存在袋子里，然后抽出所有的空气，这样微生物就无法进入，也无法生存。真空包装通常用来保存坚果和水果。

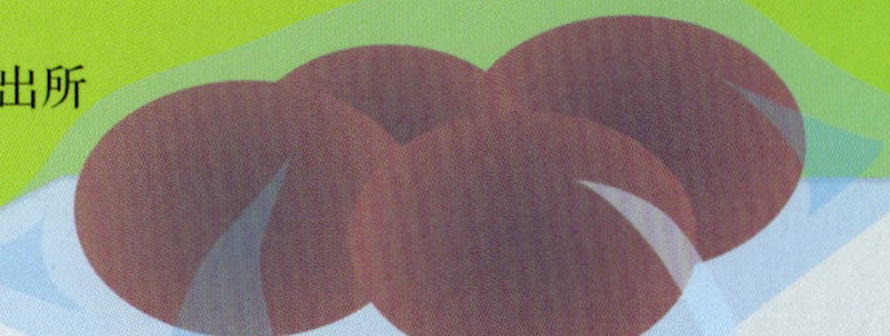

未来食品

不断增长的人口

全球人口在最近的几个世纪中增长迅猛，从19世纪的10亿人口到今天的70亿人口，只用了200年时间。现在人口的增长速度比从前更快。

1800年
10亿人口

1950年
25亿人口

在20世纪中期，人们想象到了2050年就不再需要准备和烹调食物了——只需要吞下几颗药丸，就能供给人体所需的全部营养素。现在看来，实现这种奇妙的幻想还有很长的一条路要走。不过问题依然摆在我们面前：未来的人们吃什么呢？

药丸

科学家已经研制出含有人体所需的全部营养素的药丸。不过，很难将每日所需的2000卡路里热量装入一颗小小的药丸胶囊里——实际上，这种营养药丸每颗重约225克，几乎不可能一口吞服。

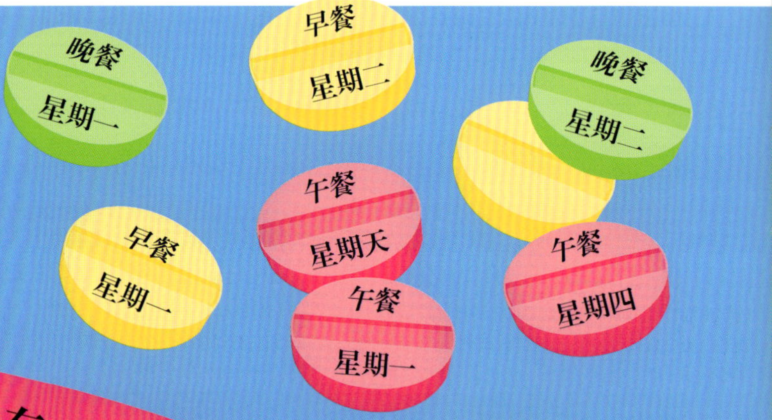

全世界生产的食物中有30%~50%都被浪费了。

昆虫

有些昆虫其实比肉类的营养价值还高。问题在于如何改变人们不愿将昆虫摆上餐桌的观念。放眼全世界，有20亿人定期食用昆虫，而另外50亿人则不那么热衷昆虫菜肴。大约有1400种昆虫是可食用的，包括蚱蜢、巫蟒蠕、象鼻虫、白蚁和黄粉虫。这些昆虫富含蛋白质、维生素和矿物质，而且能在很小的空间中生长繁殖。

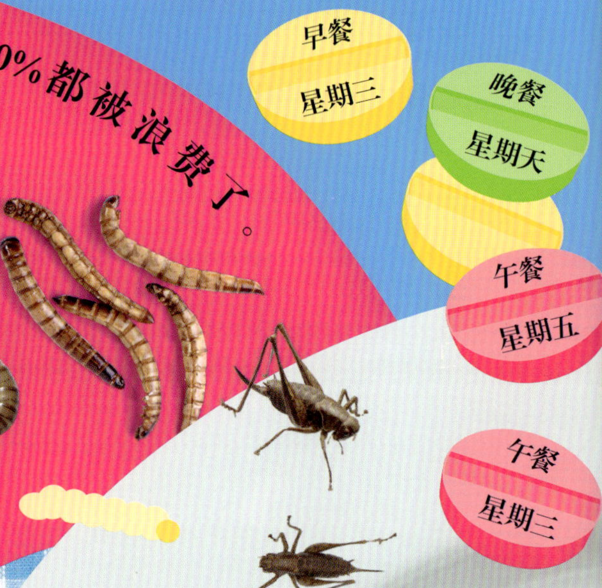

我可是营养丰富，而且比你想象的美味多了哦！

需要8千克饲料才能产出1千克牛肉，然而1.7千克饲料就能产出1千克蟋蟀肉。

昆虫可以磨成粉，制成汉堡包或者三明治。

到了**2050**年，你的

未来最大的挑战之一，就是要想方设法获得足够的食物，满足不断增长的人口。

2015年　70亿人口

2050年　90亿人口

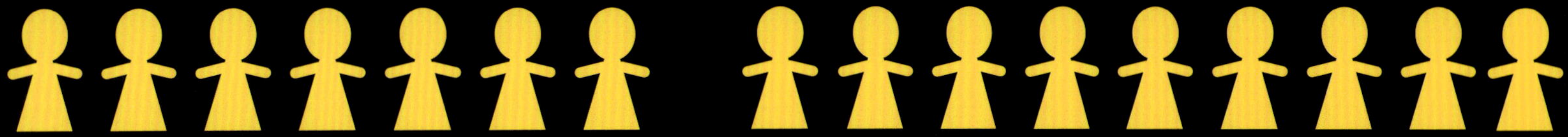

不断增长的需求

全世界的人口在不断增长，预计将从2015年的70亿，增长到2050年的90亿。这将会带来严重的问题——据估计，未来将需要比现在多一倍的食物。然而，适合农业的土地是有限的，而且大部分都已经被人们利用。开垦新的土地意味着要砍伐森林，破坏自然环境。增长的农业还会用去全世界70%的可利用淡水资源。

海藻

有些海藻的营养价值很高，富含蛋白质、维生素和抗氧化物。海藻是生长迅速的有机体，巨藻可以在很短的时间里，迅速从微小的单细胞长成长达61米的巨大植株。海藻不需要土地，而是生长在海里，甚至在某些受到污染的海水中也能生长。有些国家的人们吃海藻，还有些种类的海藻用于生产加工食品，或者制成饲料，甚至制成肥料。

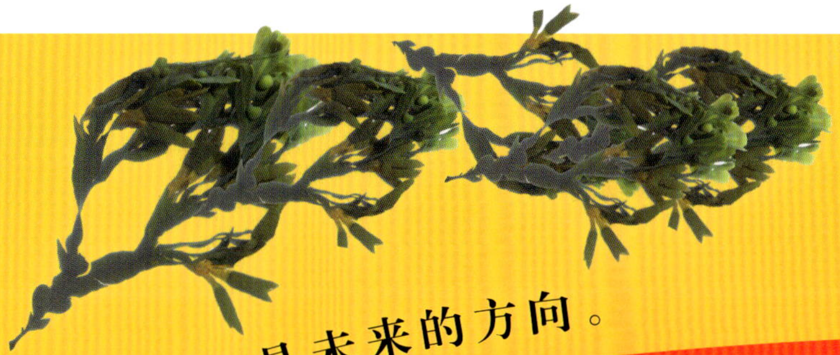

实验室里合成的人造肉有可能是未来的方向。

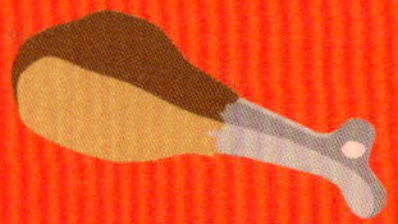

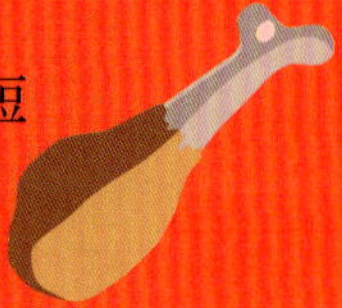

人造食物

科学家为了解决全世界的食物短缺，开始在实验室里人工合成食物。想象一下，在你家的厨房里摆着一台打印机，你只需要按下一个按钮，很快，一块多汁的肉排就出现在你的面前。这不是科学幻想，在不远的将来就会成为现实。现在的3D打印机已经可以用塑料打印各种形状的物体。在未来，用干细胞（特殊的细胞，可以分化成肌肉、皮肤和其他器官组织）代替塑料，就可以利用3D打印技术生产出成形的肉块——打印出来的细胞融合在一起，形成可食用的组织。

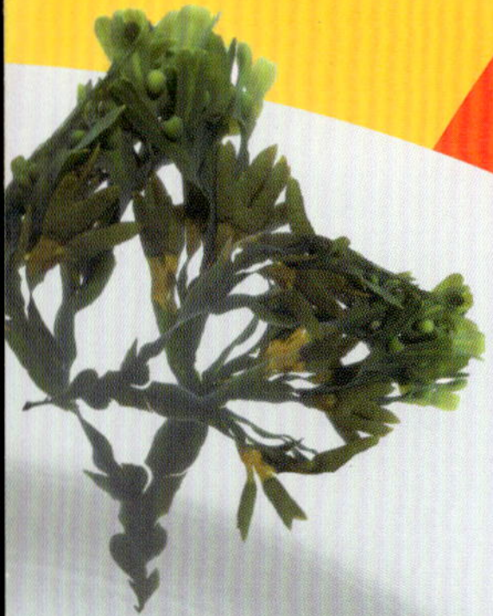

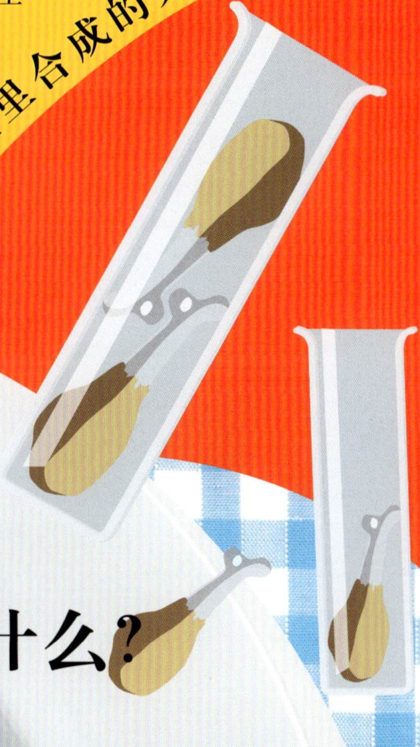

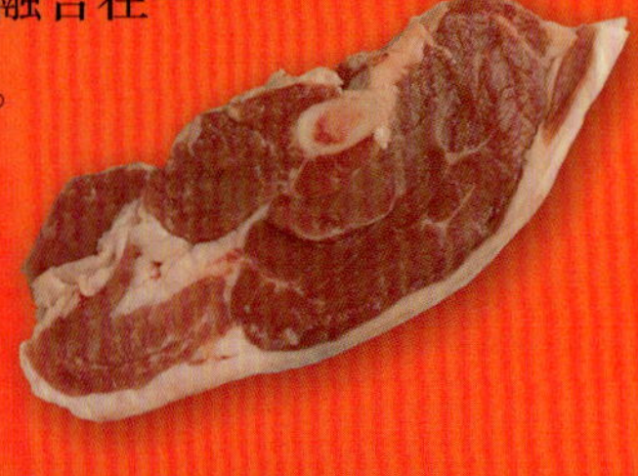

餐盘里会有什么？

食物小测验

你到底对食物和营养了解多少呢？做一做下面的小测验吧！小测验里的题目包括食物种类、消化过程和营养素等，看看你能做对多少吧！

1 消化过程是从哪里开始的？

A. 胃
B. 食道
C. 口腔

2 水手为了预防坏血病，会吃什么水果？

A. 橘子
B. 苹果
C. 柠檬

3 海鲜饭是起源于哪个国家？

A. 法国
B. 西班牙
C. 埃及

4 玉米又叫作什么？

A. 面粉
B. 苞谷
C. 小麦

5 在意大利面和面包中的主要营养素是什么？

A. 碳水化合物
B. 蛋白质
C. 糖

6 万圣节的灯笼是用什么蔬果做的？

A. 红薯
B. 西瓜
C. 南瓜

7 土豆长在哪里？

A. 在树上
B. 在地下
C. 在藤上

8 奶酪的主要成分是什么？

A. 酸奶
B. 牛奶
C. 酸奶油

9 你应当多长时间吃一次鱼肉？

A. 每周两次
B. 每天一次
C. 一周一次

10 哪种脂肪是最不健康的？

A. 多不饱和脂肪
B. 单不饱和脂肪
C. 饱和脂肪

11 你的身体里含有多少个细胞？

A. 数十亿
B. 数百万
C. 数万亿

12 百合是什么？

A. 一种水果
B. 一种蔬菜
C. 一种海鲜

13 哪种甜食是蜜蜂制造的？

A. 糖浆
B. 糖果
C. 蜂蜜

14 哪种水果在采摘下来之后就无法继续成熟了？

A. 树莓
B. 李子
C. 蓝莓

15 盐对身体是有害的吗？

A. 有害
B. 无害
C. 有害还是无害，取决于盐的多少

16 反式脂肪存在于哪些食物里？

A. 冰沙和果汁
B. 饼干和蛋糕
C. 沙拉和汤

17 “Fe”代表什么元素？

A. 铁
B. 铜
C. 锌

18 过敏是什么导致的？

A. 花生、海鲜等过敏原
B. 细菌感染
C. 病毒感染

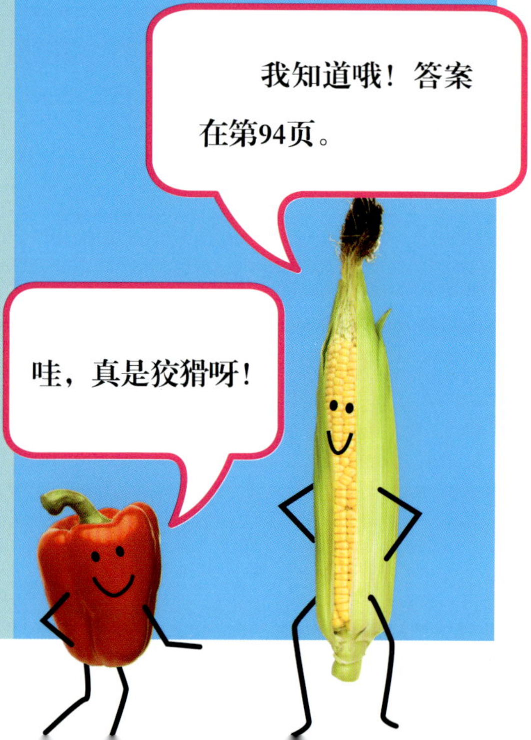

图片小测验

1 **这是什么？**

A. 正在大吃果酱的面包

B. 草莓

C. 漂浮在番茄酱里的芝麻

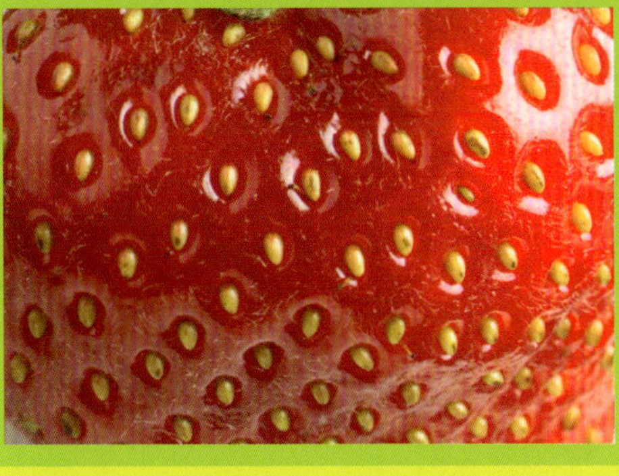

2 **这些是什么？**

A. 正在破茧而出的昆虫

B. 腰果

C. 热带水果

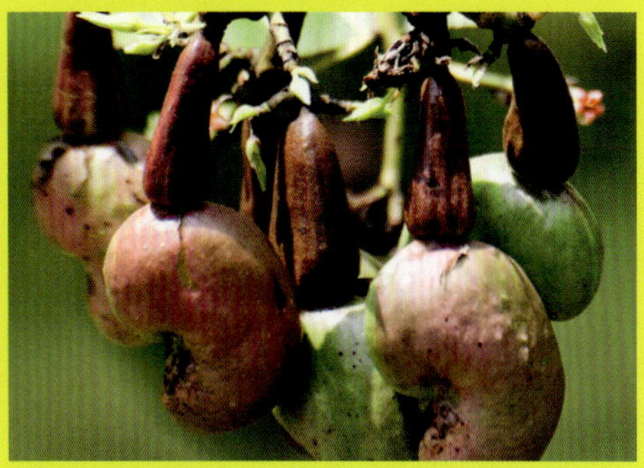

3 **你知道这是什么吗？**

A. 鲭鱼

B. 蛇皮

C. 渔网

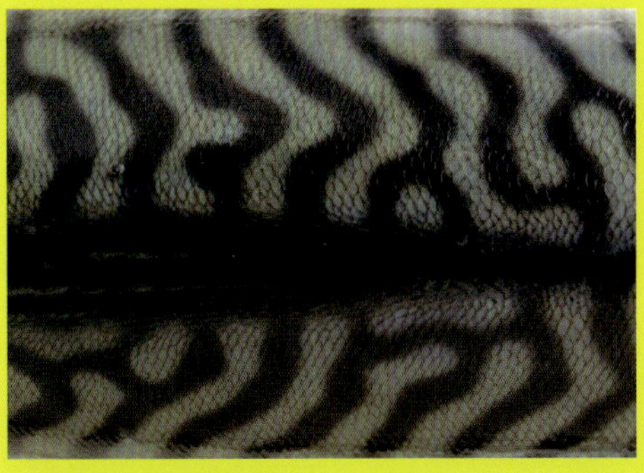

4 **这是什么？**

A. 外太空来的奇怪生物

B. 火龙果

C. 红萝卜

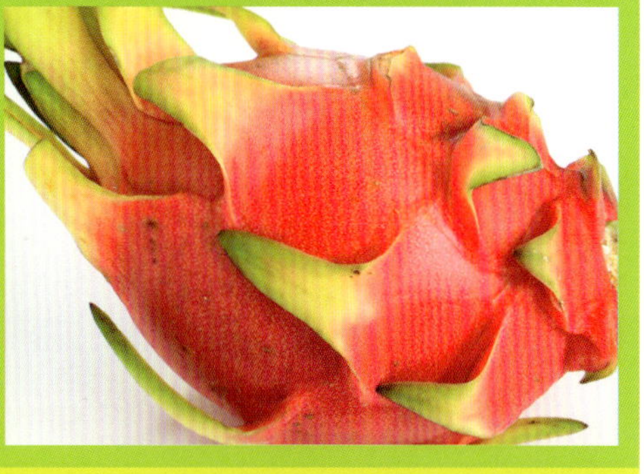

5 **这些是什么？**

A. 小茄子

B. 大葡萄

C. 紫土豆

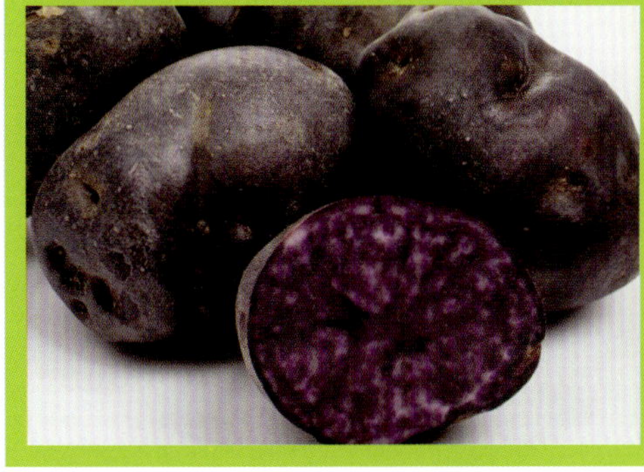

6 **这是什么？**

A. 圣诞树森林

B. 外星植物

C. 花椰菜

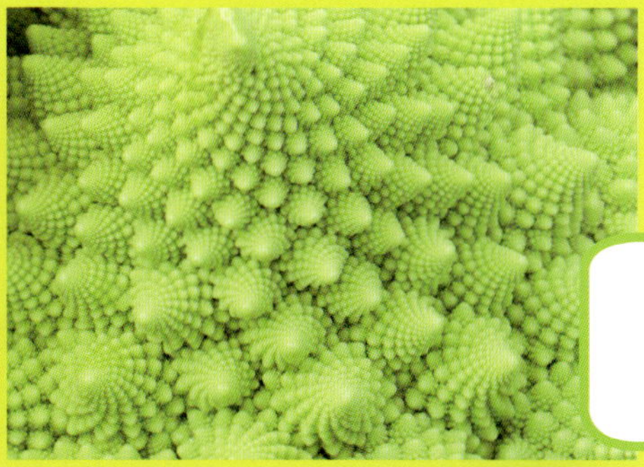

判断对错

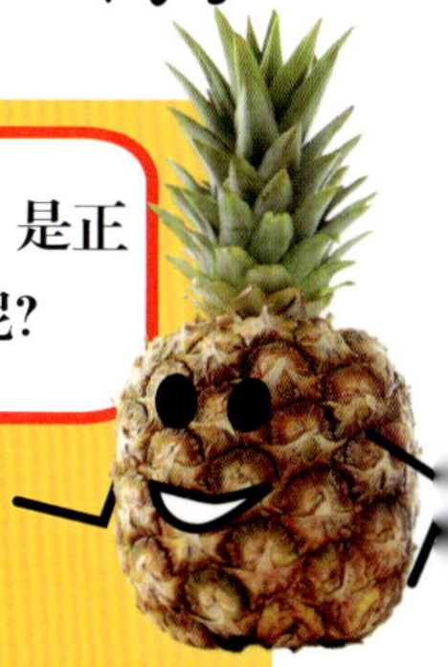
下面这些说法，是正确的，还是错误的呢？

1 鸡会飞。

2 一只母鸡平均每年下260个蛋。

3 全世界最重的火鸡重达75千克。

4 一个鸵鸟蛋能做8个煎蛋卷。

5 全世界养殖的鸡有10亿只。

6 从绿叶蔬菜、红肉、肝脏和贝类中可以摄入铁。

7 在制作蛋糕的时候要加入发酵粉，这样蛋糕吃起来才会蓬松柔软。

8 制作爆米花时，飞溅的爆米花甚至能蹦到三层楼那么高。

9 油炸是保存蔬菜中营养的最好烹调办法。

10 土豆最初是在秘鲁种植的。

这是什么东西啊？

术语表

氨基酸：构成蛋白质的基本单位，是一类小分子有机物。

巴氏消毒：一种用于保存食物的消毒方法。比如，将牛奶、啤酒和葡萄酒等短时间内高温处理，杀灭病原体。

饱和脂肪：存在于肉类、奶制品和部分加工食物中的脂肪。摄入太多的饱和脂肪会导致血液中的胆固醇水平上升，提高罹患心脏疾病的风险。

不饱和脂肪：一种有益于身体健康的脂肪，能够降低血液中的胆固醇水平。不饱和脂肪存在于鱼肉（比如三文鱼、沙丁鱼）和许多植物性食物（比如坚果、橄榄油和牛油果）中。

肠鸣音：胃、肠道等消化道蠕动产生的声音。

常量矿物质：人体需求量很大的矿物质。包括镁、钙、钾、磷和硫。

DNA：脱氧核糖核酸的缩写，是身体所有细胞中都具有的一种有机大分子。DNA的作用就像电脑程序一样，编码了有机体的各种信息和指令，是生命的蓝图。

胆汁：帮助人体消化脂肪的消化液。胆汁是肝脏分泌的，储存在胆囊中。在消化过程中，胆汁被排往小肠，帮助消化食物。

胆固醇：血液和体细胞中含有的一种类似脂肪的物质。有些胆固醇是肝脏合成的，还有一些则来自食物。

胆囊：肝脏底部的一个小小的囊袋状结构，其中充满胆汁，这是肝脏分泌的一种消化液，有助于消化脂肪。

淀粉：一种碳水化合物，存在于面包、意大利面、土豆和麦片等食物中。

淀粉酶：唾液中含有的一种消化酶，有助于消化淀粉。

蛋白质：食物中的一种重要营养素，由氨基酸分子按照特殊的序列组成。蛋白质中含有不同的元素，比如碳、氧和氮。蛋白质对于人体的生长和修复起到了重要的作用。

毒素：会损害人体的有毒物质。

胰岛素：胰腺合成的一种激素，用于调节血糖水平。

胰腺：消化系统中的一个器官。可以分泌一种称为胰岛素的激素，用于调节血液中的葡萄糖水平。

发酵：细菌、酵母菌、霉菌等微生物引发的化学反应，可以消化、分解食物。有很多食物的制作过程都离不开发酵，比如制作面包、制作酸奶。

番茄红素：西红柿、番石榴和甜椒等植物中富含的一种有益健康的抗氧化物。只有在烹调过程中才能释放出来并被人体吸收利用，因此在经过烹调的西红柿中的番茄红素含量比生西红柿中的高。

防腐剂：一种食品添加剂，添加进食物中，延长食品的保质期。防腐剂有天然存在的（如盐或醋），也有人工合成的。

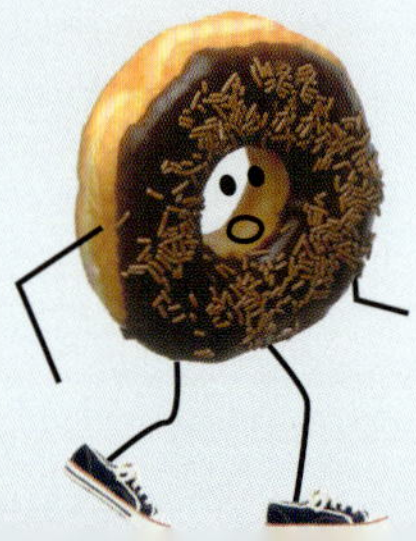

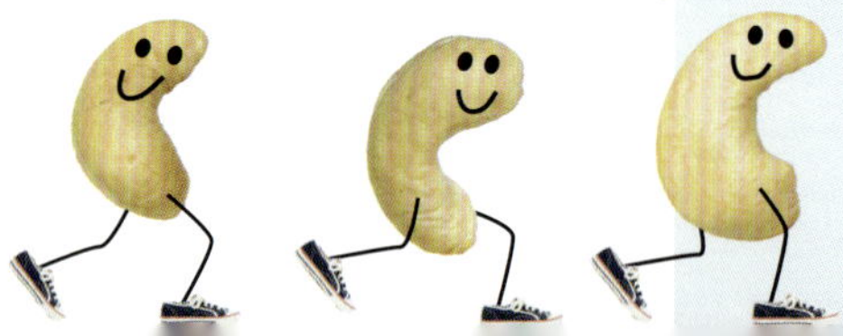

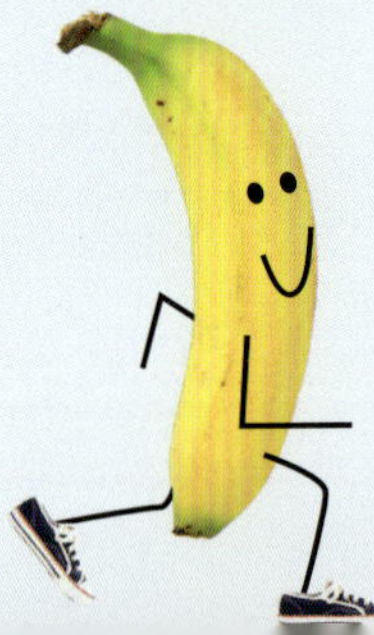

分子：构成物质的基本粒子，由两个或更多原子组成。所有的物质，包括我们的身体，都是由分子构成的。

肥胖：人体积累了过多的脂肪，体重严重超标。肥胖会导致各种健康问题，如心脏病、糖尿病等。

反式脂肪：一种人工合成的脂肪，呈固态。反式脂肪存在于人造黄油、饼干、派、蛋糕和许多加工食品中。反式脂肪可以导致人体血液中胆固醇水平升高，损害心脏的健康。

果糖：存在于蔬菜和水果中的一种简单的糖。蜂蜜中的一部分糖就是果糖。

钙：一种矿物质，对于构建健康的骨骼和牙齿非常重要。

肝脏：人体腹腔右侧的器官。负责消化食物和过滤血液中的有毒物质。

激素：人体中一类调节生理活动的化学物质，有助于人体内部系统正常运转。

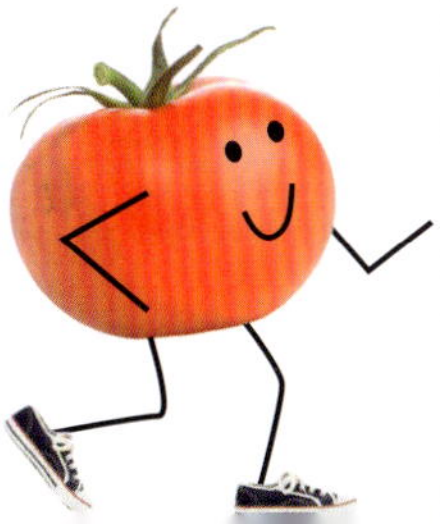

饥饿素：控制食欲的一种激素，主要由胃合成。当饥饿素的水平显著上升的时候，你就会想吃东西了，而在饱餐一顿之后，饥饿素的水平就会降低。饥饿素还能刺激生长激素的分泌。

抗氧化物：蔬菜、水果、粗粮和豆类中蕴含的一种营养素，有助于对抗称为自由基的有害物质。自由基能够损害人体健康。

卡：能量的计算单位，通常用来表示食物中含有的能量。

矿物质：人体必需的一种营养素，包括钙、铁、钾和钠等。人体无法合成矿物质，只能从食物中获得。

垃圾食品：只能提供微量的营养素，但却含有大量不健康的组分如糖、盐和各种添加剂的食物。包括薯片、饼干和碳酸饮料。

酶：人体中可以加速化学反应的有机物质。在消化过程中，消化酶能够将食物中的有机大分子分解成小分子物质，便于被人体吸收利用。

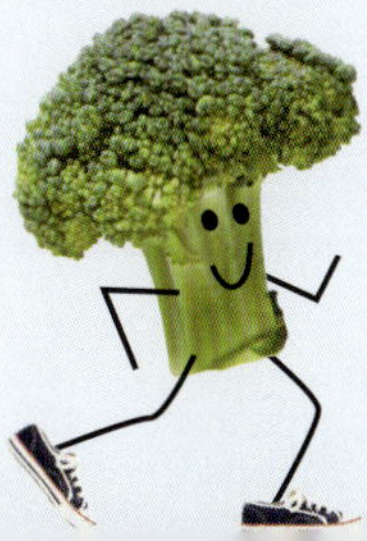

免疫系统：人体的防御系统，可以利用特殊的血细胞和免疫物质抗击病原体，保护人体免受疾病侵扰。

钠：存在于大多数食物中的一种矿物质。人体需要适量的钠，才能维持正常生理机能，不过如果钠含量过高，也会产生负面影响，比如导致高血压，甚至造成心脏病和中风。

能量：我们的身体需要能量才能正常运转，进行工作、休息和玩耍等各种各样的活动。人体的生长、发育和修复也离不开能量。

葡萄糖：糖的一种形式，从很多食物中都可以获取。人体主要通过葡萄糖获得能量。

纤维素：植物细胞壁中含有的一种物质，具有支持作用。经过加工后的纤维素通常作为一种食品添加剂，改善食品的质地，增加体积。

纤维：植物性食物（包括蔬菜、水果和谷物）中的一种组成成分，很难被人体消化吸收，会缓慢地通过消化道。

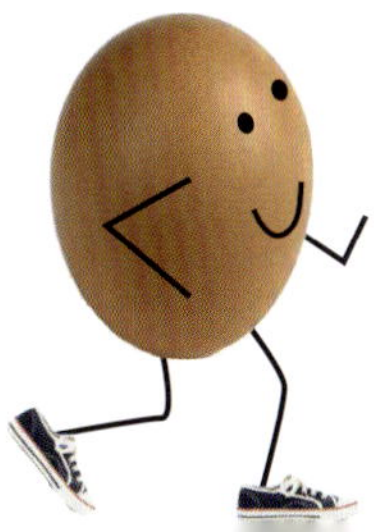

器官：人体的组成部分，具有特定的功能。消化器官包括胃、肠道、肝脏、胰腺和胆囊。

蠕动：消化道通过肌肉有规律的收缩和舒张，产生波浪状的运动。消化道的蠕动可以推动食物在消化道中前行。

乳化剂：一种食品添加剂，防止混合物中的液体（比如油和水）相互分离。

人造香精：天然的或者人工合成的化学物质，添加进食物中，赋予或增加食物独特的口味。

食糜：食物在胃中经过不断地搅拌之后，形成的一种黏稠的、半消化的混合物，会逐渐排入小肠。

食管：连接口腔和胃的一条细长的管道，当我们吞咽食物时，食物就会通过食管进入胃。

食品加工：生的食物经过一系列处理，变成容易进食、运输或储存的食品。

食物过敏：某些人进食特殊种类的食物时，免疫系统将食物错认为有害物，而发生的一系列不寻常反应。过敏症状包括皮肤红疹、肠胃不适和气喘。在最危险的情况下，会发生全身过敏性反应，导致人体无法呼吸，甚至致命。

瘦肉：没有脂肪的肉类。

食物不耐受症：消化系统不能正常地分解、消化某种类型的食物。不耐受症状包括呕吐、腹泻、胃痛和胀气。

瘦素：肠道合成的一种激素，可以让大脑感知到身体已经充满了足够的能量，然后大脑就会下达“停止进食”的指令。

膳食纤维：纤维素的另一个名称。膳食纤维有助于消化系统保持健康。

水：人体大约有60%的成分都是水。人体中的所有化学反应，比如食物消化的过程，都离不开水。所以水是非常重要的。

添加剂：天然的或人工合成的化学物质，添加进食品中，让食品保质期更长，外观和味道更诱人或者含有更多的营养。

糖：一种碳水化合物，能够快速释放能量。很多食物中都含有天然存在的糖，比如水果。精制糖是一种十分普遍的食品添加剂。

糖原：多余的葡萄糖在肝脏和肌肉中转化成糖原，当体内能量耗尽后，糖原能迅速分解成葡萄糖，为人体提供能量。

糖尿病：血液中葡萄糖含量过高的一种疾病。胰腺能分泌一种称为胰岛素的激素，胰岛素可以提高体细胞对葡萄糖的利用率，让血液中的葡萄糖进入体细胞。一旦人体中没有足够的胰岛素，血糖水平就会升高，导致糖尿病的发生。

特氟龙：又称为聚四氯乙烯，是平底锅和烘焙模具上涂布的一种不粘涂层，防止食物粘连。

唾液：口腔中分泌的一种液体，可以湿润食物，让食物更易于吞咽。唾液中还含有消化酶，开启了消化的第一步。

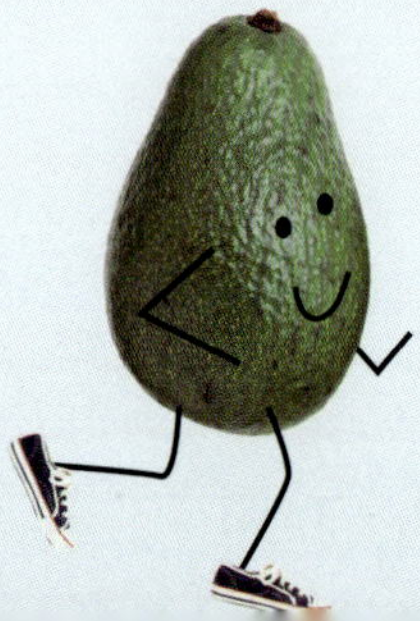

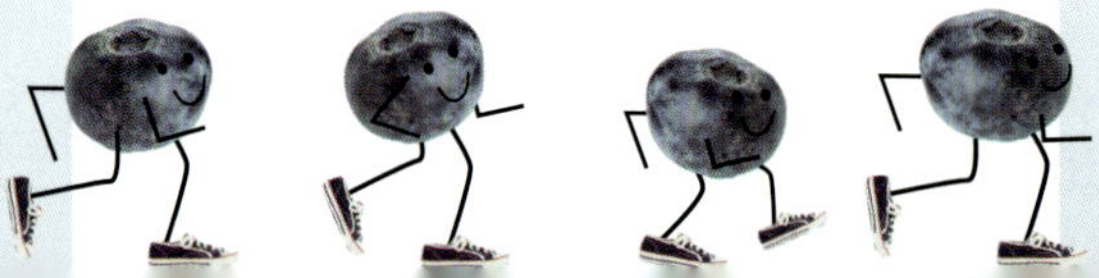

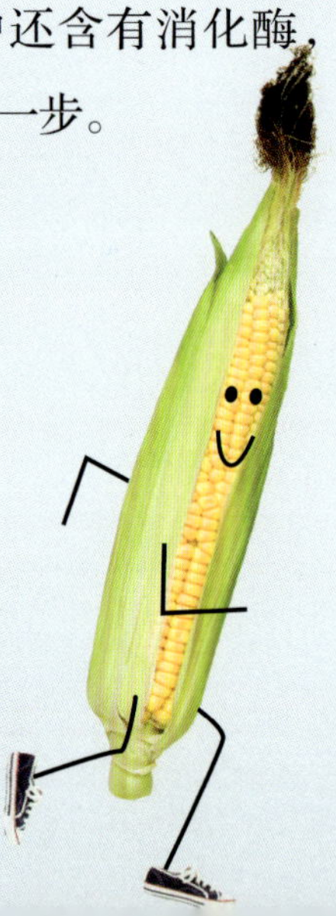

碳水化合物：营养素的一种，在人体内最终转化为葡萄糖。碳水化合物是人体最重要的能量来源。

维生素：一类对人体健康非常重要的营养素。维生素在人体的许多生理活动中，都起到了必不可少的作用。大多数维生素都必须从食物中获取，而且不能储存在人体中。还有一些维生素则是可以通过人体自行合成的。

稳定剂：一种食品添加剂，添加进食物中，让食物的质地更加顺滑、稳定。

微量矿物质：人体需求量很少的矿物质。包括铁、铬、氟、锌、锰和硒。

消化系统：从嘴到肛门的长长的通路，还包括肝脏、胆囊和胰腺。

消化酶：消化系统的不同部分合成的一系列化学物质，有助于分解、消化食物。

细胞膜：细胞表面的一层薄膜，控制各种物质进出细胞。

细胞质：在细胞核与细胞膜之间的一种胶冻状物质，各种细胞器都分布在细胞质中。

细胞核：细胞的控制中心。细胞核向细胞的其他部分发出指令，让细胞正常运转。

下丘脑：大脑的一部分，负责激素的合成。

新陈代谢：人体中进行的一切化学反应。常用于概括人体是如何处理食物的——摄入、消化、分解、吸收、利用、排出。

线粒体：细胞中的动力工厂。线粒体的工作方式有点类似消化系统——摄入营养素，消化，分解，释放能量，为细胞所利用。

小肠绒毛：小肠内壁上微小的指状突起。小肠绒毛的存在赋予了小肠内壁超大的表面积和丰富的血液供应。因此，食物中的营养能够高效地通过小肠绒毛吸收入血。

叶酸：B族维生素的一种，是制造红细胞和白细胞的必需维生素，还有助于人体利用蛋白质，在合成DNA时也有用处。

营养素：食物中包含的各种营养物质，人体需要从食物中获得营养素，才能维持正常的生理功能，并进行生长和发育。

脂肪：人体中能量的储存形式，当人体需要能量时还可以转化为碳水化合物。

脂肪酸：食物中的脂肪被人体消化后的产物。当脂肪酸被吸收之后，就能为人体提供能量。

脂类：脂肪、油和蜡质等物质，天然存在于生物体中，可以储存大量的能量。

自由基：人体中一种不稳定的化学分子，能够损害正常细胞，导致健康问题。

组胺：体细胞里天然存在的一种化学物质，与过敏反应相关。在过敏时，组胺从细胞中释放出来，导致打喷嚏、流眼泪。

植物营养素：植物性食物中蕴含的一类化学物质，能够抵抗自由基（一种破坏细胞的正常功能，导致疾病的小分子物质），有益于人体健康。

组织：由相似的细胞聚集起来形成的结构，具有共同的特定功能。

增强剂：一种食品添加剂，添加进食品中，强化食品风味，比如盐和味精。

答案

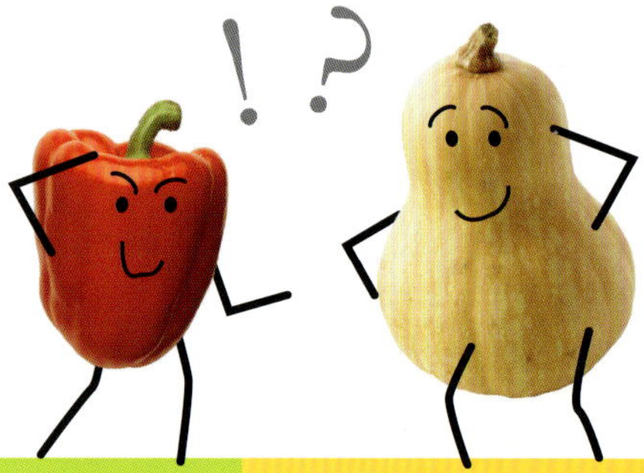

第45页

1. A
2. A
3. C
4. C
5. B

第51页

1. B
2. A
3. B
4. C
5. B

第61页

1. B
2. B

第86页

食物小测验

1. C
2. C
3. B
4. B
5. A
6. C
7. B
8. B
9. A
10. C
11. C
12. B
13. C
14. C
15. C
16. B
17. A
18. A

第87页

图片小测验

1. B
2. B
3. A
4. B
5. C
6. C

第87页

判断对错

1. 正确
2. 正确
3. 错误：重约40千克。
4. 正确
5. 错误：全世界养殖的鸡共有250亿只。
6. 正确
7. 正确
8. 错误：爆米花只能蹦到大约0.9米的高度。
9. 错误
10. 正确

致谢

The publisher would like to thank the following for their kind permission to reproduce their photographs:

(Key: a-above; b-below/bottom; c-centre; f-far; l-left; r-right; t-top)

10 Fotosearch: Image Zoo Illustrations (bl, br, fbr). **11 Dorling Kindersley:** Peter Hayman / The Trustees of the British Museum (bl). **13 Dorling Kindersley:** James Stevenson / The National Maritime Museum, London (ftr). **18 Dorling Kindersley:** Clive Streeter / The Science Museum, London (crb); **Dreamstime.com:** Paulpaladin (cra). **21 Dorling Kindersley:** Tim Parmenter / The Natural History Museum, London (crb, fcla). **23 Science Photo Library:** R. Bick, B. Poindexter, UT Medical School (clb); Nancy Kedersha / UCLA (cla); Steve Gschmeissner (cl). **25 Dorling Kindersley:** Clive Streeter (cla); Gary Ombler (cla). **29 Science Photo Library:** Herve Conge, ISM (tl); Steve Gschmeissner (bc). **33 Dreamstime.com:** Paulpaladin (clb, tr, fbr, clb, cla, clb). **36 Photolibrary:** FoodCollection (ftr). **38 Dreamstime.com:** Ljupco Smokovski / Ljupco (bl, br). **39 Dreamstime.com:** Ljupco Smokovski / Ljupco (bl, br, tr). **40 Fotolia:** Ruth Black (cla). **44 Photolibrary:** FoodCollection (clb). **45 Fotolia:** Ruth Black (clb, gbl). **49 Dreamstime.com:** Andrey Sukhachev / Nchuprin (ftl). **87 Dorling Kindersley:** Frank Greenaway / The Natural History Museum, London (ca, cra, fbl).

DK would also like to thank Marie Lorimer for preparing the index, and Lee Wilson for proofreading.

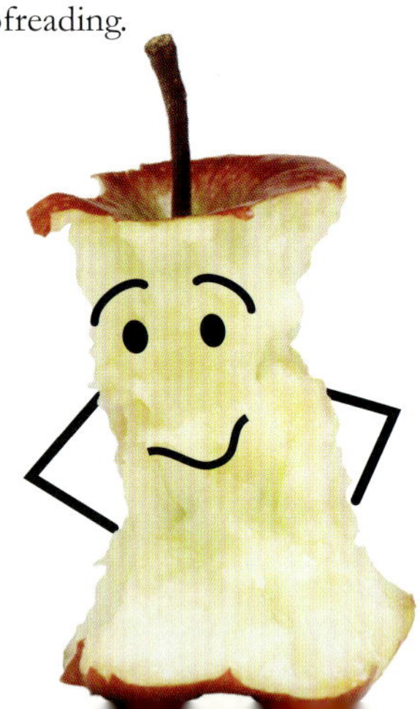